KB183654

콜레스테롤에 쫄지 마라

콜레스테롤에 쫄지 마라

외다 하데키 지음·서승철 옮김

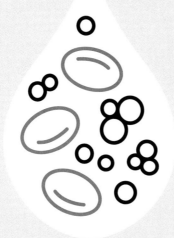

우리가 몰랐던
콜레스테롤에 관한
오해와 진실

에디터
editor

콜레스테롤은 질병이 아닌 생명 유지의 근원

혈압이 높으면 혈압을 낮추고, 혈당이 높으면 혈당을 낮추는 것이 현대 의학이다. 이는 현대 의학이 환원주의적 대증요법에 기반하고 있기 때문이다. 때로는 대증요법이 필요할 때가 있다. 통증이 심한 환자의 통증을 없애거나 줄여주는 것은 인도주의적이기 때문에 대증요법이 있어줘서 감사해야 할 일이다. 문제는 환자 본인은 불편한 게 없는데도 혈압이 높으면 위험할 수 있다면서 혈압을 낮추는 식의 대증요법이다. 환자의 동의를 얻기 위해 필요한 것은 환자의 공포심과 현대 의학의 권위, 단 두 가지다.

혈압이 높으면 실제로 위험할 수 있다. 문제는 덮어놓고 혈압을 낮추는 대증요법을 치료랍시며 제공하고 있다는 것이다. 혈압이 올라간 원인이 분명히 존재하고, 그 원인을 찾아 생활 습관을 개선하면 혈압을 정상화시킬 수 있다. 다소 혈압이 높더라도 혈관이 건강하고 염증이 없다면, 고혈압의 합병증으로 알려진 심장마비와 뇌졸중의 위험은 현저하게 낮아진다. 그런데 이런 변수들을 고려하지 않은 채, 환자의 혈압을 측정해서 미리 정해놓은 소위 '정상 범위'를 벗어나면 혈압을 낮추려고 한다. 어떻게? 반드시 약물로. 그것도 제약 회사의 특허받은 약물로만.

약물을 통해 억지로 혈압을 정상에 끼워 맞춰도 심장마비나 뇌졸중의 위험을 의미 있게 낮추지는 못한다. 의사도 환자도 뭔가 예방하고 있다는 착각만 할 뿐이다. 전형적인 돌팔이 의학이다. 혈압뿐만 아니라 혈당도 마찬가지고, 그중 최고의 돌팔이 의학은 콜레스테롤을 둘러싼 의학이다. 콜레스테롤 수치만으로는 아무것도 예측할 수 없다는 것을 이미 수많은 의사들이 경고했고, 과학적 증거는 차고 넘친다. 그런데 여전히 콜레스테롤 수치 하나만 보고 약물을 처방하는 의사들이 대부분이다.

1953년 발표된 안셀 키스 박사의 지질 가설은 가공당을 생산하는 식품업계의 로비에 힘입어 정설로 자리 잡았다. 그리고 지방은 해로운 것, 음식 피라미드의 근간은 곡물 탄수화물이 되어야 한다는 아이디어가 일반인은 물론 의사들의 머릿속에 자리 잡았고, 그 틈을 타 정제당과 씨앗 기름이 식료품 시장의 가장 큰 자리를 차지했다. 그 결과, 인간 뇌의 80%를 차지하고 생명 유지의 근간이 되는 콜레스테롤은 악마화되기 시작했다.

최근 연구를 통해 거듭 밝혀지는 것은 콜레스테롤은 우리 몸에 이로우면 이로웠지, 해로운 물질이 아니라는 사실이다. 콜레스테롤이 많은 음식을 먹어도 음식 속의 콜레스테롤은 몸에 흡수되지 않는다. 콜레스테롤이 병명이라는 잘못된 인식부터 바꾸어야 한다.

콜레스테롤은 우리 몸이 필요해서 만드는 소수성 분자일 뿐이다. 세포막은 콜레스테롤로 이루어져 있다. 콜레스테롤이 담즙 효소를 만들고, 스테로이드 호르몬을 만든다. 뇌를 포함한 신경 세포도 콜레스테롤이다. 콜레스테롤이 면역 신호를 활성화하고 소염 작용을 한다. 이런 콜레스테롤이 부족하면 오히려 질병이 생기거나, 심한 경우 사망에 이른다. 질병이 아닌 생명 유지의 근원이다.

　의학계의 정설이 된 지질 가설이 차라리 착각이었길 바라지만 드러나는 증거들은 사기극에 가깝다. 다행히도 스스로 생각하는 의사들의 노력 덕분에 의학계의 정설이 된 지질 가설이 도시 전설로 남게 될 날은 그리 머지않았다.

　그동안 콜레스테롤에 대한 오해가 있었다면,
　콜레스테롤 수치가 높다며 약을 처방받았다면,
　오늘도 환자에게 스타틴을 처방하는 의사라면,
　한 번쯤은 반드시 읽어봐야 할 책이다.

—조한경(《환자 혁명》 저자)

바뀌는 건강 상식

콜레스테롤 수치를 낮추는 건강식품은 왜 피해를 낳았나?

붉은누룩곰팡이(홍국균)가 들어간 식품 때문에 많은 사람이 신장병에 걸린 슬픈 사고가 일어났습니다. 보도에 따르면, 입원한 사람만 200명이 넘고 인과관계가 불분명한 사망자는 5명에 이르렀다고 합니다. 이 밖에도 1,500명 이상이 통원 치료를 받았거나 불편함을 호소했다고 합니다. 불의의 피해를 당한 분들께는 위로의 말씀과 더불어 애도의 뜻을 올립니다.

신장병을 일으킨 주범은 '홍국 콜레스테 헬프'라는 건강식품입니다. 이 식품에 함유된 홍국이 콩팥의 기능 저하를 초래한 것으로 짐작됩니다.

홍국(紅麴)은 찐쌀에 붉은누룩균이라는 곰팡이를 첨가하여 발효시킨 찰밥 상태를 말합니다. 그리고 이것을 굳혀 정제한 제품이 홍국 콜레스테 헬프입니다.

홍국은 곰팡이의 일종이지만 그것을 먹는 것만으로는 해가 되지 않습니다. 또한 건강식품으로 판매된 만큼 무엇과 관련된 효과가 있는지도 분명했습니다. 상품명에서도 알 수 있듯이, 콜레스테롤(cholesterol)을 낮추는 효능이었습니다. 전문적인 용어로 말하자면 홍국의 발효 과정에서 생긴 모나콜린 K(Monacolin K)라는 성분이 콜레스테롤을 낮추는 것으로 알려져 있습니다. 또한 모나콜린 K는 '로바스타틴(Lovastatin)'이라고도 불리는데, 약품 관련 지식이 있는 사람이라면 한 번쯤 들어보았을 것입니다.

맞습니다. 콜레스테롤을 낮추는 약(지질 저하제)인 스타틴과 같은 종류의 물질입니다. 이는 홍국 콜레스테 헬프가 식품보다는 상위 개념이면서 약품보다는 하위 개념에 속한다고 할 수 있습니다. 그렇다면 왜 건강에 좋다는 식품이 병을 일으키고 심지어 사람의 생명까지 앗아갔을까요?

사실 지금으로서는 정확한 원인을 특정할 수 없습니다. 제조 및 판매사인 고바야시제약은 '상정하지 않은 성분이 섞여 들었을 가능성'을 제기했습니다. 그리고 후생노동성(우리나라의 보건복지부)은 이 성분을 푸베룰린산(puberulic acid)이라고 발표했습니다. 다른 때라면 신중을 기하는 후생노동성의 너무나도 신속한 발표에 깜짝 놀란 사람이 적지 않았을 것입니다.

하지만 푸베룰린산이 실제로 신장 장애를 일으키는지는 아직 밝혀지지 않았습니다. 그리고 왜 푸베룰린산이 홍국을 정제하는 과정에서 발생했는지도 알려진 바가 없습니다. 지금으로서는 '의혹'의 영역을 벗어나지 않은 셈입니다.

콜레스테롤 수치가 높은 사람이 오히려 건강하게 오래 산다

그렇다고 필자가 홍국은 무죄라고 옹호하려는 것은 아닙니다. 필자는 화학이나 약품 전문가가 아니어서 홍국이 나쁘다거나 푸베룰린산이 좋지 않다고 단정지어 말할 수 없습니다.

다만 노인 의료 전문가의 입장에서는 이렇게 생각합니다.

'애초에 콜레스테롤 수치를 낮추려고 노력할 필요가 없는데 왜 그랬을까?'

낮추지 않아도 되는 콜레스테롤을 보조제까지 복용해가며 애써 낮추려다 이런 엄청난 피해가 발생했으니, 이 얼마나 유감스러운 일입니까?

필자는 평소 콜레스테롤 수치를 낮추지 않아도 된다고 끊임없이 주장해왔습니다. 환자에게도 말했고, 책에도 기록했으며, 강연에서도 발표했습니다. 그럼 필자가 이렇게 말하는 근거는 무엇일까요?

그것은 콜레스테롤 수치가 높은 사람이 건강하고 오래 살기 때문입니다. 더 나아가 육류를 섭취하고 살짝 살찐 사람이 장수할 확률이 더 높게 나타났기 때문입니다.

필자는 노인 의료의 정신과 의사로서 35년 동안 6,000명 이상의 환자를 진료했고, 그 과정에서 위와 같은 결론을 얻었습니다. 콜레스테롤 수치가 높은 사람이 더 활기찬 나날을 보내고 행복해 보입니다. 이른바 '80세의 벽'도 별 무리 없이 넘어서고 90세를 넘어 100세를 바라보며 건강하게 지내는 사람이 많습니다.

이를 증명할 근거 또한 많습니다. 필자는 현장주의자로, 실제 경험을 중시합니다. 많은 노인을 치료하면서 얻은 실증(實證)이 필자의 가장 든든한 근거입니다.

병도 건강도 연구실이 아니라 일상생활 속에서

필자가 의료 방침을 세울 때 가장 의지하는 자료는 시바타 히로시(柴田博) 박사의 실태 조사입니다. 시바타 박사는 동물 실험으로 얻은 결과나 이론이 아니라, 실제로 인간은 어떤지에 초점을 맞춘 실학파 의사입니다. 그는 수많은 사람을 대상으로 장기간에 걸쳐 추적 조사를 했습니다. 특히 100세를 넘긴 사람이 거주하는 가정을 방문해 장수의 비결을 추적한 '100세 노인 연구'는 매우 유명합니다. 바로 이 연구를 통해 밝혀진 것이 콜레스테롤 수치를 낮추면 안 된다는 사실이었습니다.

시바타 박사는 87세인 지금도 현역으로 활발하게 활동 중이고 두뇌도 명석한 건강 장수인의 모델 같은 존재입니다. 장수 비결을 묻는 말에 "내가 연구한 대로 생활하고 있다네"라고 한 대답에서 강한 자신감과 설득력이 묻어납니다.

필자 또한 콜레스테롤 수치를 낮추지 말자는 주의입니다. 검사 수치만 보면 높은 편에 속해 불합격이지만 굳이 약을 먹어가면서까지 낮출 생각은 없습니다. 와인과 라면은 필자가 평소 즐기는 식품이므로 자제할 생각은 애초에 없습니다. 수치상으로는 준환자급이지만 매일매일 즐겁고 정열적으로 일하고 있기 때문에 저 스스로는 건강하다고 생각합니다. 그래서 일부러 콜레스테롤 수치를 낮춰야 할 필요는 느끼지 못합니다.

이 책에서는 다양한 실태 조사 및 명확한 데이터를 근거로 콜레스테롤을 낮추면 안 되는 이유를 밝히고자 합니다.

물론 여기에 반론을 제기하는 분도 있을 것입니다. 실제로 필자 역시 무시당하는 일이 종종 있었습니다. 당연한 반응이라고 생각합니다. 그 사람들에게도 나름의 이유가 있을 것이기 때문입니다. 필자는 스스로의 경험이나 조사 자료를 토대로 진술할 뿐입니다. 그런데 왠지 이런 필자의 주장이나 실태 조사 연구는 어느 틈엔가 슬그머니 뒷전으로 밀려났습니다.

그래서 더더욱 기회가 있을 때마다 출판을 통해 알려왔습니다. 낮추면 안 되는 콜레스테롤을 무리하게 낮추는 잘못을 저질러 불행한 사태가 생기지 않기를 바라는 마음에 이번 출판을 서둘렀습니다.

여러분이 믿어온 상식이 무너질 수도 있습니다. 하지만 이 책에서 밝히는 내용은 40세 이상의 중노년층에 계신 분들께는 특히 유익하리라고 필자는 확신합니다.

무엇을 믿고 어떻게 살 것인지는 여러분의 선택에 달려 있습니다. 필자의 주장도 여러 선택지 중 하나일 뿐입니다. 다만 먼 미래에 '그 책대로 하길 잘했어'라고 생각하는 분이 많아졌으면 하는 바람입니다.

노인 의료의 최전선에서 일하는 의사로서 여러분이 활기차고 건강하게 장수하기를 바라는 마음 간절합니다.

와다 히데키

차례

제1장 • 콜레스테롤은 낮추지 않아도 된다

제3장 • 지방은 당신을 건강하고 아름답게 만든다

제4장 • 의사와 약에 내 몸을 맡기지 말자

제5장 • 건강 수명을 늘리는 식사학

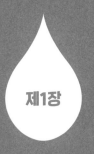

제1장

콜레스테롤은
낮추지 않아도 된다

콜레스테롤은
음식 섭취로는 늘지 않는다

필자는 지금까지 '혈당치는 낮추지 않아도 된다', '혈압은 낮추지 않아도 된다'고 주장해왔습니다. 그런데 콜레스테롤만큼은 '낮추지 않아도 된다'가 아니라 '낮춰선 안 된다'에 더 무게를 두고 싶습니다. 그 이유와 관련해선 앞으로 계속해서 설명하겠지만, 여기서는 중요한 두 가지만 짚어두겠습니다.

첫째는 콜레스테롤이 함유된 음식을 먹었을 때 일정량까지는 혈중 콜레스테롤이 증가하지만, 그 선을 넘어서면 변화하지 않는다는 점입니다. 도표 1에 표시된 한계치에 다다르면 그 이상은 늘지 않는 셈입니다.

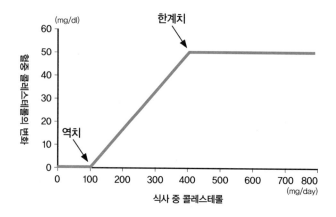

*역치(閾値): 우리 몸이 최초로 반응을 보이는 최소한의 양
출전: Connor WE, Connor SL, 「최신 아테롬성 동맥경화증 학술지」, 2002. 4, 425~432.

  둘째는 콜레스테롤의 출처입니다. 여러분은 아마도 콜레스테롤이 음식에 함유되어 있을 거라고 짐작할 것입니다. 그래서 과다 섭취는 금물이라고 생각할 텐데, 문제는 꼭 그렇지만은 않다는 점입니다.

  사실 콜레스테롤의 80% 정도는 체내에서 만들어지고, 음식을 통해 외부에서 들어오는 것은 20% 정도에 불과합니다.

  이런 까닭에 콜레스테롤이 많이 든 음식을 먹든, 적게 든 음식을 먹든 최종적인 혈중 콜레스테롤 양에는 큰 차이가 없습니다. 앞에서 언급한 대로 한계치에 다다르면 그 이상은 늘지 않는다고 했는데, 음식 섭취를 통한 콜레스테롤 양이 많으면 몸은 자동적으로 생성을 줄입니다. 반대로 섭취량이 적으면 체내 생성을 늘리는 구조입니다.

콜레스테롤을 낮추면 더 일찍 죽는다는 충격적인 데이터

건강진단을 받았는데, 의사로부터 "콜레스테롤 수치가 높네요. 기름기 많은 음식을 줄이세요"라는 말을 들은 적이 있을 것입니다. "이대로라면 심근경색이 올 수 있어요"라는 협박성 발언을 들은 사람도 있을지 모르겠습니다. 하지만 그 의사의 진단은 틀렸다고 할 수 있습니다.

실제로는 그 반대일지도 모릅니다.

콜레스테롤을 낮추면 심근경색에 걸리기 쉽습니다. 암에 걸리기도 쉽습니다. 뇌혈관계 질환에 걸리기도 쉽습니다. 자연히 사망률도 높아집니다.

이는 필자가 오랫동안 노인 의료 현장에서 실제로 느낀 사

도표 2. 총콜레스테롤 수치와 사망 원인

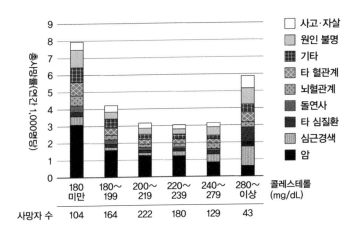

자료: 《닛케이 메디컬》 2001년 2월호
출전: 시바타 히로시, 《중노년층의 건강 상식을 의심한다》, 고단샤 선서 메티에, 2003.

실인데, 그 근거 자료가 있습니다.

도표 2는 시바타 히로시 박사의 자료입니다. 그래프에서 보듯이 콜레스테롤 수치가 낮은 쪽 총사망률이 제일 높습니다. "정말로?"라며 반문하고 싶겠지만, 엄연한 사실입니다.

이 자료는 5만 2,421명을 6년간 추적 연구한 결과입니다. 연구 대상은 총콜레스테롤 수치가 220mg/dl 이상이고, 동맥경화 약제 심바스타틴(Simvastatin)을 투여한 전국 35~70세의 남성과 폐경 여성입니다.

주목할 점은 혈중 콜레스테롤 수치가 180mg 미만에서 사망률이 높다는 사실입니다. 콜레스테롤 수치가 200~279 구간인 세 그룹의 사망률은 비슷한데, 199mg 이하로 떨어지면 사망률이 높아지고, 180mg 미만에서 급격히 높아진다는 사실을 알 수 있습니다.

또한 암이나 사고, 자살로 죽는 사람은 콜레스테롤 수치가 낮을수록 증가한다는 사실도 알 수 있습니다. 덧붙여 "콜레스테롤을 낮춰야겠네요"라는 말을 듣는 가장 큰 원인인 심근경색에 의한 사망률 또한 180mg 미만에서 증가합니다.

콜레스테롤이
몸에 나쁘다는 믿음의 위험성

현대 의학에서는 '총콜레스테롤의 기준치'를 다음과 같이 정해두었습니다. 물론 필자는 이 수치를 믿지 않습니다.

[기준치] 140~199mg/dL

[요주의] 200~259mg/dL

[이상치] 260mg/dL 이상

여러분은 어느 범위에 해당됩니까?

예를 들어 건강검진 결과, 콜레스테롤 수치가 240mg/dL인 사람이 있다고 합시다. 의사는 차트에 적힌 수치를 보고 이렇게 말할 것입니다.

"'요주의' 범위에 들어 있네요. '이상치'에도 근접해 있으니 '기준치'까지 끌어내리기 위해 약을 처방해드릴게요."

하지만 이 말을 그대로 믿고 콜레스테롤 강하제를 복용한다면 이는 매우 위험한 일입니다.

앞선 도표 2에서 280mg/dL 이상의 집단은 심근경색에 의한 사망률이 증가했습니다. 하지만 이 집단에는 '가족성 고콜레스테롤 혈증(저밀도 지방 단백질 수용체 유전자의 돌연변이에 의해 과도한 양의 콜레스테롤 생성을 유도하는데, 태어날 때부터 비정상적으로 혈액 내 콜레스테롤 수치가 높다 – 옮긴이)'이라는 선천적인 리스크를 가진 사람도 다수 포함되어 있으므로, 이 사람들을 제외하면 유해성은 옅어집니다.

따라서 검사 수치만 보고 콜레스테롤을 낮추려 하지 말고 지병의 유무 또한 살펴서 판단해야 합니다.

여러분은 지금껏 들어왔던 건강 상식이라는 기준 때문에 콜레스테롤은 나쁘다고 굳게 믿고 있을 겁니다. 하지만 콜레스테롤을 낮추면 암이나 사고, 자살뿐만 아니라 혈관계 질병 또한 증가하게 됩니다.

'100세 노인 연구'가 밝힌
장수하는 사람의 식탁

앞에서 소개한 시바타 히로시 박사는 100세 넘게 산 사람들을 연구한 것으로 유명합니다. 시바타 박사가 이 연구를 시작한 것은 1972년입니다. 지금으로부터 50년이나 전으로, 시대를 앞선 박사의 발상은 놀랍고도 존경스럽습니다. 전 세계의 노인학(老人學)을 개척한 위업이 아닐 수 없습니다.

지금은 일본만 하더라도 100세를 넘긴 사람이 9만 명을 넘어섰다지만, 당시에는 고작 500여 명에 불과했다고 합니다. 그 가운데 105명을 선별하여 나라의 북쪽 끝에서 남쪽 끝까지 전국의 가정을 방문했습니다. 시바타 박사는 의사인 동시에 영양학자이자 사회학자이며 심리학자이기도 해서 폭넓은

각도에서 연구할 수 있었습니다.

도표 3은 100세를 넘긴 사람들의 식사 내용을 조사한 결과입니다. 이 시기는 박사가 연구를 시작한 지 10년이 흘러 100세를 넘긴 사람도 1,000명을 넘어섰습니다. 연구를 시작했을 당시 500명의 두 배가 된 셈입니다.

도표 3. 100세 넘긴 사람(1981년 1,018명)의 식사 내용

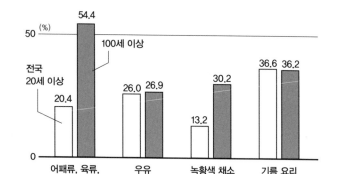

주: 전국 20세 이상의 의식 조사(1980)
자료: 건강·체력 만들기 사업재단, 《1981년도 장수자 보건 영양 조사 보고서》, 1982.

비교 대상은 전국 20세 이상의 남녀로, 국민 건강·영양 조사에서 나온 수치입니다.

주목할 점은 어패류, 육류, 콩 제품, 달걀을 섭취한 사람이 많은 부분인데, 시바타 박사에 따르면 단백질, 특히 동물성 단백질 섭취가 많은 점이 인상적이었다고 합니다. 아침, 점심, 저녁 식사 중 하루 두 번 이상은 생선이나 고기, 달걀 등의 단백질을 섭취한 정황입니다. 아울러 녹황색 채소를 매일 섭취하는 사람도 많았다는 사실을 알 수 있습니다. 우유나 기름 요리는 젊은 세대와 거의 같은 수준입니다.

결론적으로 말하면 노년층이 젊은 세대보다 더 잘 먹는다는 사실을 알 수 있습니다. 필자는 출판을 통해 잘 먹는 노인일수록 건강하다는 주장을 여러 차례에 걸쳐 언급했는데, 이런 사실은 '100세 노인 연구'에서도 잘 드러났습니다.

콜레스테롤은
혈관을 튼튼하게 만든다

콜레스테롤이 많으면 혈관이 튼튼해진다는 사실은 뇌출혈이 줄어든 현상에서도 알 수 있습니다.

제2차 세계대전이 끝날 즈음까지 일본인의 사망 원인 1위는 결핵이었습니다. 이를 반영하듯 영화나 드라마에서는 건장한 젊은이가 피를 토하며 요양하는 모습이 자주 묘사되곤 했습니다. 원인은 결핵균 감염이었습니다. 효과 있는 치료제가 없어 공기 좋은 곳에서 요양하며 영양을 섭취하는 것 외에는 별다른 대책이 없었습니다.

그러나 전쟁이 끝나자 결핵으로 사망하는 사람뿐만 아니라 결핵에 걸리는 사람 또한 급감했습니다. 미군의 지원 물자,

특히 탈지분유 덕분에 영양 상태가 개선되었기 때문입니다. 1943년에 개발된 스트렙토마이신(streptomycin)이라는 항생 물질 덕분이라고 믿는 분이 계실까요? 이것은 어디까지나 치료 약일 뿐, 결핵 자체를 줄이지는 않습니다. 어쨌든 결핵으로 사망하는 사람이 크게 줄어든 것만은 사실입니다.

그 후 결핵 대신 사망 원인 1위를 차지한 것은 뇌혈관 질환입니다. 크게 나누면 뇌혈관이 파괴되는 뇌졸중과, 뇌혈관이 막히는 뇌경색이 있는데, 뇌졸중이 더 많은 비율을 차지했습니다.

도표 4는 콜레스테롤이 증가하면 뇌출혈이 줄어드는 상태를 조사한 내용입니다. 1960년대부터 1970년대에 걸쳐 일본인의 영양 상태가 호전되었습니다. 동시에 콜레스테롤 수치도 늘어 뇌출혈 발생률 또한 낮아진 것을 알 수 있습니다.

원래 아키타 지역에서는 뇌졸중 인구가 많았습니다. 의사는 그 이유를 염분이 많은 식사 때문이라 설명했고, 지역 주민들은 그 말을 믿었습니다. 그래서 저염 식사를 하도록 권장한 사실은 잘 알려져 있습니다. 하지만 동시에 육식의 비율도 높아진 사실에는 많은 의사가 주목하지 않았습니다.

제2차 세계대전 이후 일본은 점차 풍족해졌고 영양 상태 또

도표 4. 혈청 총콜레스테롤의 평균치와 뇌출혈 발생률의 추이(40~69세 남자)

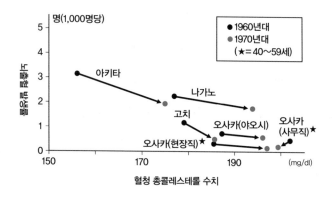

출전: 고마치 요시오 외 편저, 《순환기 질환의 변모》, 보건동인사, 1987.

한 호전되었습니다. 그 결과 아키타 지역 주민의 콜레스테롤 수치도 150mg대에서 170mg대로 높아졌습니다. 다른 지역에 비해 극히 낮았던 콜레스테롤 수치가 높아지면서 뇌졸중이나 뇌경색에 걸리는 사람이 줄어들었습니다.

아키타 지역에서 뇌졸중이 줄어든 것은 저염식에 의한 결과라고 보고되었습니다. 이를 계기로 일본에서는 '저염식 붐'이 일었고 이 현상은 조금씩 정착되었습니다. 하지만 실제로는 저염식 덕분이 아니라 콜레스테롤이 증가한 덕분이었던 셈입니다.

콜레스테롤은
동맥경화 발생률도 낮춘다

콜레스테롤 수치가 높으면 동맥경화가 진행된다고 믿는 사람이 많습니다.

그런데 이런 주장 또한 '상식의 거짓말'입니다. 이 거짓말이 퍼진 배경에는 상상에 의한 착각이 숨어 있다고 필자는 생각합니다.

콜레스테롤이 많으면 동맥에 쌓이고, 그로 인해 혈관 안쪽이 점점 두꺼워져 결국에는 혈관이 막힌다는 착각입니다.

상상하기에 전혀 무리가 없고 건강 관련 책에도 비슷한 설명이 있기 때문에 믿는 사람이 많았을 것입니다. 하지만 '콜레스테롤 범인설'이 틀렸다는 사실은 실태 조사를 보면 명확하게 드러납니다.

바로 도표 5가 이를 증명합니다. 도표 4와 마찬가지로 10년 동안 콜레스테롤 수치가 높아진 동시에 뇌경색이 줄어들었음을 알 수 있습니다.

도표 5. 혈청 총콜레스테롤의 평균치와 뇌경색 발생률의 추이(40~69세 남자)

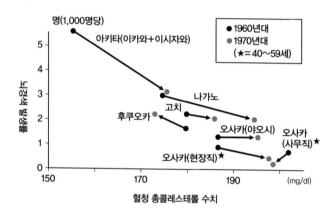

출전: 고마치 요시오 외 편저, 《순환기 질환의 변모》, 보건동인사, 1987.

아키타 지역이 현저히 두드러지고 전국적으로는 비슷한 경향을 보입니다.

스타틴 시장은 보물섬

육류를 많이 섭취하는 미국인에게 동맥경화 질환이 많다는 사실은 '콜레스테롤 유해설'과 자주 연관되어왔습니다. 하지만 이제는 '콜레스테롤 대국'이라고 놀림받는 미국에서조차 동맥경화는 혈관의 염증 때문에 발생한다는 인식이 굳어지게 되었습니다.

그럼 일본에서는 어떨까요?

마트에 가면 확실히 알 수 있습니다. 샐러드유나 마요네즈, 드레싱 등의 코너에는 '콜레스테롤 제로(0)'라고 표기된 상품이 진열되어 있습니다.

약국에서도 '콜레스테롤을 낮춘다!', '콜레스테롤이 걱정된다면?', '콜레스테롤과 중성지방을 동시에 잡아라!' 같은 광고 문구를 쉽게 볼 수 있습니다. 변함없이 콜레스테롤 유해설이 신봉되고 있는 듯합니다.

이런 인식들이 쌓이고 쌓여서 이번에 홍국 콜레스테 헬프의 피해를 입게 되었다고 필자는 생각합니다.

광고를 통해 콜레스테롤은 나쁘다며 선동한 결과, 많은 사람이 '콜레스테롤 공포증'에 내몰리고 있기 때문입니다.

왜 이렇게 비뚤어진 상황이 되고 만 것일까요? 이는 최초의 오해로부터 비롯되었기 때문입니다. 즉 제2차 세계대전 이후 미국에서 들어온 '식품 속 콜레스테롤이 성인병의 원흉'이라는 가설을 믿어버린 결과입니다.

바로 이 시기에 일본인의 식생활도 변화를 겪으면서 콜레스테롤 수치가 높아졌습니다. 이로 인해 콜레스테롤을 낮추는 약이 폭발적으로 많이 팔려나갔습니다. 지금은 약값이 떨어져서 일본 내 시장만 보면 2조 원 규모로 축소되었지만, 전 세계적으로 볼 때 스타틴 관련 의약 시장은 25조 원 규모로 파악되고 있습니다. 약뿐만 아니라 그에 따른 부수적인 상품까지 포함하면 엄청나게 거대한 시장입니다. 제약 회사가 이런 보물섬을 포기할 리 없다는 사실은 명백합니다.

이번 고바야시제약 관련 사건은 후생노동성이 이례적인 속도로 푸베룰린산이라는 용의자를 지목했습니다. 후생노동성의 이런 발 빠른 반응과 관련해 "시장을 축소시키고 싶지는 않았던 모양이군"이라며 핵심을 간파한 사람도 있었을 것이라고 생각합니다.

진실은 알 수 없습니다. 하지만 비슷한 상품을 판매하는 기업들은 안도의 한숨을 쉬었을지도 모를 일입니다. 푸베룰린산이라는 용의자가 전면에 나서준 덕분에 '콜레스테롤 해악설 시장'은 지킬 수 있었을 테니 말입니다.

언론이 콜레스테롤 해악설에 동조하는 것도 당연합니다. 그 시장에서 돈을 버는 기업이 스폰서 역할을 하기 때문에 의심이 들어도 목소리를 내지 못할 테니 말입니다. TV 방송 또한 콜레스테롤 해악설을 주장하는 의사만 출연시키는 상황과도 연결됩니다.

40세마저 저콜레스테롤이라면
생각해볼 문제

앞에서 언급한 시바타 박사의 연구 중에는 도표 6과 같은 것도 있습니다. 사이타마현(縣) 도다시(市)에 거주하는 40세 이상 주민 3,222명의 총사망률을 혈중 콜레스테롤 그룹별로 추적한 조사입니다.

이 자료를 보면 남녀 모두 '중' 집단의 사망률이 가장 낮고, '저' 집단의 사망률이 가장 높습니다.

놀랄 만한 사실은 '고' 집단보다 '저' 집단의 사망률이 더 높다는 사실입니다.

40세 이상을 대상으로 한 조사여서, 이른바 중노년층에 계신 분들임을 알 수 있습니다.

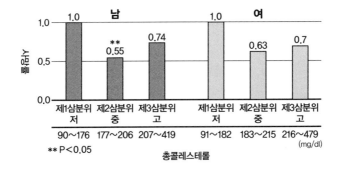

도표 6. **도다시 40세 이상 주민 3,222명의 혈중 총콜레스테롤 삼분위별 10년간 총사망률**

(제1삼분위를 1.0으로 했을 때의 제2, 3삼분위의 비율)
(연령, BMI[체중/(신장)²], 수축기 혈압, 흡연, 음주를 조정)

출전: 시바타 히로시 외, 《국제 역학 저널》, 1995. 5. 87.

즉 노인들뿐만 아니라 중년분들도 콜레스테롤이 낮으면 사망률이 높아진다는 사실을 보여준 셈입니다.

'중' 수치를 유지하는 것이 좋다는 사실은 누구나 생각할 수 있습니다. 그런데 '고'보다 '저'가 더 안 좋다는 결과에 대해서는 충격을 받지 않았을까요?

성실하게 공부한 의사 중에는 "노인들은 콜레스테롤을 낮추어야 한다"고 조언하는 사람이 있는데, 사실은 40세 정도의 중년 또한 낮출 필요가 없습니다(그렇다고 무한정 높아도 괜찮다고 생각하는 건 금해야 합니다. 무슨 일이든 과유불급이므로 너무 높은 것도 문제입니다).

덧붙이자면, 필자는 현재 64세인데, 혈중 총콜레스테롤 수치가 300mg/dL 정도입니다. 물론 이 수치도 괜찮다고 생각합니다.

콜레스테롤이 낮으면
우울해지기 쉽다

유감스럽게도 콜레스테롤 해악설이 신봉되면 콜레스테롤의 좋은 면까지 무시당하기 쉽습니다.

콜레스테롤의 가장 중요한 역할은 뇌의 활동과 관련된 작용입니다.

콜레스테롤은 체내에 160~180g 정도가 있습니다. 그중에서 25%는 뇌 안에 있는데, 신경계까지 포함하면 37%나 차지합니다. 즉 뇌의 정상적인 활동과 신체의 활발한 움직임 또한 콜레스테롤이 충분해야 가능한 일이라는 뜻입니다.

필자는 정신과 의사입니다. 콜레스테롤 수치가 높은 사람은 우울증이나 인지 장애에 걸릴 확률이 낮다고 생각합니다. 또한 우울증은 콜레스테롤 수치가 높은 사람이 치료에 더 용이하다고 생각합니다.

도표 7은 시바타 박사의 실태 조사 중 일부인데, 콜레스테롤 수치가 높은 사람은 우울증이 개선되기 쉽고, 수치가 낮거나 중간 정도의 사람은 우울증이 더욱 빠르게 진행되기 쉬운 경향을 보입니다.

도표 7. 혈중 콜레스테롤의 삼분위별 우울증 진행도(4년간)

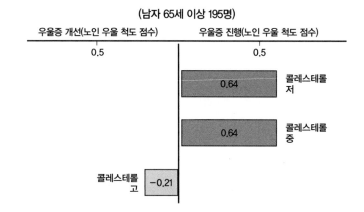

출전: 시바타 히로시 외, 《국제 역학 저널》, 1999. 9. 261.

좋은 콜레스테롤, 나쁜 콜레스테롤은 애초에 없다

이른바 '나쁜 놈' 취급을 받는 것이 LDL 콜레스테롤입니다. 그런데 실제로는 나쁜 콜레스테롤이 아니라고 주장하는 데이터가 있습니다.

도표 8은 나쁜 콜레스테롤 수치와 혈관계 질환에 의한 사망률의 관계를 조사한 결과입니다.

총사망률과 뇌혈관계 질환 모두 나쁜 콜레스테롤이 높을수록 낮게 나타났음을 알 수 있습니다.

유일하게 관상동맥 질환만 나쁜 콜레스테롤의 증가에 따라 사망률도 올라갑니다. 관상동맥 질환이란 심장과 연결되는 굵은 관상동맥으로의 혈류가 차단되는 질환으로, 심근경색이나

도표 8.   LDL 콜레스테롤별 질환 간 사망률(비율)

	LDL 콜레스테롤(mg/dL)				
	<80	80~99	100~119	120~139	≥140
총사망률 **	1.0	0.81	0.72	0.67	0.66
뇌졸중 **	1.0	0.73	0.67	0.65	0.67
뇌실질 내출혈 **	1.0	0.65	0.48	0.50	0.45
허혈성 뇌졸중	1.0	0.75	0.77	0.75	0.85
관상동맥 질환 *	1.0	1.11	1.19	1.11	1.50

*P<0.05
**P<0.001(P의 수치가 작을수록 관계가 강함)
　주: 관상동맥 질환 이외의 사망률은 LDL 콜레스테롤 수치 80mg/dL 미만보다 80mg/dL
　　　이상의 집단에서 낮다.

출전: Doda H 외, 《순환기 저널》, 2009, 119(16): 2136.

협심증이 여기에 해당합니다.

　이 결과를 보고 '역시나 나쁜 콜레스테롤이 높으면 심근경색을 일으키는구나. 그러니까 안 좋은 거 아닌가?'라고 생각하는 분도 많을 것입니다. 매우 날카로운 지적입니다.

　하지만 과거 일본에서는 심근경색보다 뇌졸중으로 사망하는 사람이 많았습니다. 그리고 지금은 암으로 사망하는 사람이 압도적으로 많습니다.

　심근경색으로 죽고 싶지는 않다고 생각하는 사람에게 콜레스테롤은 분명 나쁜 놈이지만, 그 이외에는 오히려 좋은 것이라는 생각마저 듭니다.

 '나쁜 놈'이라는 이름 때문에 온갖 질병을 일으키는 원흉으로 인식하기 쉽지만 진실은 그렇지 않습니다.

콜레스테롤 유해설을 낳은 '프레이밍햄 연구'의 진실

콜레스테롤 유해설을 전 세계에 퍼뜨린 유명한 연구가 있습니다. 1948년에 시작된 미국의 프레이밍햄 연구(Framingham study)입니다.

당시 미국의 가장 큰 사망 원인은 심근경색이었습니다. 심근경색을 줄이기 위해 다양한 연구가 진행되었고, 그 결과 콜레스테롤과 관련이 있는 것 같다는 결론에 이르렀습니다. 미국은 의학에 관한 한 가장 앞선 나라라고 여긴 일본 의학회가 이에 영향을 받은 것은 당연하다고 하겠습니다.

도표 9는 1993년에 발표된 프레이밍햄 연구의 최종 결과입니다. 혈중 콜레스테롤이 1mg 증가할 때 사망률은 어떻게 변

도표 9. 혈청 총콜레스테롤 1mg/dL 상승에 따른 사망률의 연령대별 차이

프레이밍햄 연구(1948~1980년, 남녀 5,209명)

	총사망률	관상동맥성 심질환 사망률	비관상동맥성 심질환 사망률	암 사망률
40대	0.5	1.1	0.1	−0.2
50대	0.1	0.6	−0.2	−0.3
60대	0.0	0.4	−0.2	−0.2
70대	−0.1	0.3	−0.3	−0.2
80대	−0.7	−0.5	−0.8	−0.6

출전: Kronmal RA 외, 《아치스 오브 인터널 메디신(*Archires of Internal Medicine*)》, 1993: 153(9): 1065–073.

하는지를 연령대별로 조사한 내용입니다.

심근경색은 표 안의 관상동맥성 심질환에 해당합니다. 이 데이터를 보면 40대에서 70대에 이르기까지 콜레스테롤 증가와 함께 심근경색에 의한 사망률도 증가한다는 것을 알 수 있습니다. 단, 80대는 마이너스이므로 오히려 줄었습니다. 그럼 다른 질병은 어떨까요?

비관상동맥성 심질환은 40대에서는 약간(0.1%) 증가하지만, 50대 이상에서는 사망률이 마이너스이므로 오히려 감소합니다.

암은 40대부터 80대까지 모든 연령대에서 줄었습니다. 총

사망률은 40대는 0.5%, 50대는 0.1%로 약간 증가하지만, 60대에서는 보합, 70~80대는 감소했습니다.

즉 프레이밍햄 연구의 일부만 인용되어 콜레스테롤 유해설이 퍼진 셈입니다.

노인들에게는 콜레스테롤이 유해하기는커녕 오히려 필수 불가결합니다. 이 사실은 이미 여러 연구를 통해 확실히 증명되었습니다. 하지만 일본에서는 여전히 70대 이상도 과거의 연구 결과에 기만당한 채 궤도 수정조차 이루어지지 않은 실정입니다.

암 사망률이 높은 일본인은
콜레스테롤을 낮추면 안 된다

앞에서도 언급했듯이 미국은 심근경색으로 사망하는 사례가 많은 나라입니다.

그럼 일본은 어떨까요?

일본은 암 사망률이 높습니다. 그런데 프레이밍햄 연구에서는 콜레스테롤이 증가하면 암 사망률이 낮아진다는 결과를 보여줍니다.

전혀 엉뚱한 연구 결과를 참고했다고밖에는 생각할 수 없습니다. 게다가 아직까지도 초기의 실수가 전혀 고쳐지지 않고 콜레스테롤은 나쁘다는 풍조가 꿋꿋이 자리 잡고 있습니다. 사실과 다른 견해는 바로잡지 않으면 안 된다고 필자는 생각합니다.

오래된 프레이밍햄 연구를 예로 들지 않더라도, 최근의 연구에서도 이미 밝혀진 사실입니다. 29쪽에서 소개한 도표 2를 여기에 다시 소개하겠습니다.

도표 2. 총콜레스테롤 수치와 사망 원인

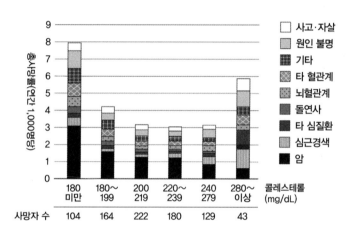

자료: 《닛케이 메디컬》 2001년 2월호
출전: 시바타 히로시, 《중노년층의 건강 상식을 의심한다》, 고단샤 선서 메티에, 2003.

낮출 필요가 없는 콜레스테롤을 굳이 낮춤으로써 암 사망률이 높아지고 말았습니다. 가뜩이나 암 사망률이 높은 일본에서 이런 일이 벌어지다니 어처구니없는 상황이 아닐 수 없습니다.

여러분은 이런 현실을 어떻게 생각하십니까?

필자는 노인 의료의 최전선에서 일하면서 콜레스테롤은 낮추지 않아도 된다고 느꼈으며, 그 사실을 알려드릴 따름입니다. 또한 실태 조사 결과가 이를 증명한다는 사실을 여러분께 전해드리고 싶을 뿐입니다.

오키나와 주민의 수명이 줄어든
충격적인 이유

여기 매우 충격적인 이야기가 있습니다. 바로 오키나와 이야
기입니다.

일본의 남쪽 끄트머리에 있는 섬 오키나와는 제2차 세계대
전 이전부터 장수하는 지역으로 유명했습니다.

장수 비결이 무엇인지 많은 사람이 궁금해했습니다. 앞에
서도 여러 차례 언급한 시바타 히로시 박사 또한 궁금하기는
마찬가지였습니다. 그래서 장기간에 걸쳐 추적 조사를 실시
했습니다. 그 결과 다음과 같은 결론에 도달했습니다. 이 내
용은 시바타 박사의 저서에서 인용하기로 하겠습니다.

당시 오키나와 주민이 장수하는 가장 큰 요인은 일본의 전 국민이 고기 부족에 허덕일 때부터 고기를 많이 먹었고, 또 지방 섭취량이 전국 평균보다 하루 5g 정도 많았기 때문입니다. 냉장고 보급이 늦었던 오키나와에서는 부패 방지를 위해 기름을 많이 사용했는데, 기름을 사용한 만큼 염분 섭취량은 전국에서 가장 적었다고 합니다.

오키나와의 식생활은 여느 지역과 많이 달랐습니다. 그 이 유는 오랜 기간 동안 류큐 왕국으로 독립되어 있었고, 일본 의 고대 시대부터 시작된 불교 교리에 따른 육식 금기의 관 습을 따르지 않고 지내왔기 때문입니다. (……)

또 채소나 다시마 등을 먹는 오키나와의 식습관도 장수에 공헌했겠지만, 이는 부차적인 요인으로 보는 것이 타당하겠 습니다.

시바타 박사는 수명이 짧은 아키타 지역과도 비교하면서 심도 있는 조사를 단행하여 위와 같은 결론을 내렸습니다.

하지만 오키나와 주민에게 불운한 일이 생겼습니다. 그것 은 시바타 박사 외에 다른 연구자 그룹이 오키나와를 조사했 다는 사실입니다. 그들은 오키나와 주민의 장수 비결이 채소와 콩, 쌀의 풍부한 섭취에 있다고 확신했습니다.

전국 평균보다 훨씬 높은 지방 섭취에 대해서는 아무런 관심도 가지지 않았습니다. 되레 오키나와는 비만도가 높다고 판단해 영양 지도를 실시했습니다.

그래서 어떻게 되었을까? 그 결과가 도표 10입니다.

도표 10. 오키나와 현민(현민 영양 조사)과 전 국민(국민 영양 조사)의 지방 섭취 트렌드 비교

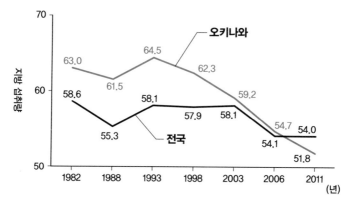

출전: 국민 영양 조사·오키나와 현민 영양 조사

오키나와 현민의 지방 섭취율은 계속해서 줄어들어, 결국에는 전 국민 평균을 밑도는 수준까지 떨어지고 말았습니다. 그리고 이와 비례해서 평균 수명의 순위도 뚝뚝 떨어졌습니다. 2020년에는 남자의 평균 수명이 전국 43위까지 곤두박질

첬습니다(여자도 전국 1위였던 것이 16위로 하락).

　제대로 된 조사였다면 장수하던 당시 오키나와의 식생활에서 일본의 전 국민이 배워야 했습니다. 그런데 어찌 된 영문인지 일본인의 조악한 식생활을 오키나와에 보급하는 어이없는 일이 벌어지고 말았습니다. 그 결과 오키나와 사람들은 조기 사망의 길로 들어서게 된 셈입니다.

그래서 콜레스테롤은 낮춰야 할까?
그냥 내버려두어야 할까?

자, 여기까지 읽은 독자 여러분은 무슨 생각이 드십니까? 콜레스테롤은 나쁘다는 일방적인 매도가 부당하다고 생각하는 분도 계시겠지요?

콜레스테롤 수치를 낮추는 것이 좋을까요? 아니면 그대로 내버려두는 것이 좋을까요?

만약 이런 의문이 생겼을 때는 장점과 단점을 비교해보면 됩니다. 콜레스테롤 수치를 낮춤으로써 얻게 되는 장점과 잃게 되는 단점을 따져보자는 말입니다.

장점은 심근경색이나 동맥경화의 위험을 줄일 수 있다는 것입니다.

단점은 암에 걸리기 쉽고, 피부의 윤기나 탄력이 줄어들며, 성기능이 저하되고 근육도 줄어드는 등등…… 한도 끝도 없습니다.

게다가 단점을 생각할 때는 약에 의한 부작용도 꼭 살펴봐야 합니다.

제4장에서 자세히 설명하겠지만, 콜레스테롤 저하제인 스타틴을 비롯한 지질 저하제는 부작용이 많은 것으로 알려져 있습니다. 복용 후에 심각한 근육통이 생기는데, 그 고통을 참고 견디면서 일상생활을 하는 사람도 적지 않습니다.

혈중 콜레스테롤 수치와
3대 질병 사망률

제1장의 마지막 내용으로 하와이에 거주하는 일본계 주민의 실태 조사를 소개하겠습니다(도표 11 참조).

이 연구는 혈중 콜레스테롤 수치와 3대 질병 사망률을 조사한 것으로, 45~64세의 남자 8,000명을 9년 동안 추적 조사한 결과입니다.

허혈성 심질환(심근경색)은 콜레스테롤 수치가 높은 사람에게 많다는 사실을 알 수 있죠. 그런데 암 환자는 줄어듭니다.

반대로 콜레스테롤 수치가 낮은 사람에게는 암 발생률이 높고, 허혈성 심질환이 줄어듭니다.

뇌졸중은 콜레스테롤 수치가 낮은 쪽에서 약간 오르고, 높

도표 11. 연령 표준화 혈청 콜레스테롤 수치별 사망률

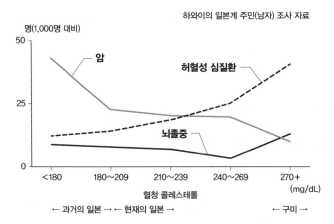

하와이의 일본계 주민(남자) 조사 자료

명(1,000명 대비)

암

허혈성 심질환

뇌졸중

혈청 콜레스테롤

← 과거의 일본 → ← 현재의 일본 →　　　　← 구미 →

출전: Kagan A 외, 《미국 역학 저널》, 1981, 144(1): 11.

은 쪽에서는 암과 역전됩니다. 다만 인원수 자체는 적은 편입니다.

이는 어디까지나 통계이므로 여러분에게도 무조건 적용된다고 할 수는 없습니다. 사람마다 업무나 일상생활, 환경 등이 모두 다르기 때문입니다. 병력이나 신체적 특성, 유전적인 요인도 다릅니다.

결국 어떻게 할 것인지는 스스로 선택할 수밖에 없다고 생각합니다.

그리고 선택을 할 때는 콜레스테롤이 나쁘다는 선입관에

사로잡히지 말고, 실제 상황을 알아두는 것이 좋습니다. 그렇게 하기를 바라는 마음으로 지금까지 다양한 실태 조사의 결과를 알려드린 것입니다.

"그래도 내 인생이 걸린 문제인데, 그렇게 간단히 결정할 수 있겠어요?"라고 말하는 사람도 있겠지요. 만약 그렇게 생각하신다면 다음 장을 꼼꼼히 읽어보시기 바랍니다.

지금껏 나쁘다고만 생각했던 콜레스테롤의 정체가 과연 무엇인지, 정말 섭취해도 괜찮은지, 일상생활에서 무엇을 주의하며 살아야 하는지 등과 관련해 더 자세한 설명을 이어가고자 합니다.

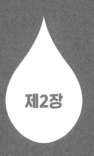

제2장

억지로 하는 다이어트,
수명을 좀먹는다

건강한 노인이 되겠는가?
축 늘어진 일상을 살아가겠는가?

노인 의료 현장에 있으면서 느끼는 것은 건강한 사람과 건강하지 못한 사람의 양극화 현상입니다.

건강한 사람은 80세가 넘어서도 활기차게 일하고, 취미나 일상생활을 한껏 즐기며 살아갑니다. 이것도 해보고 싶고, 저것도 경험해보고 싶다면서 진취적인 성향을 보입니다. 그러나 건강하지 못한 사람은 여기저기 불편함을 호소하며 집과 병원 오가기를 반복하기 일쑤입니다. "이게 안 되네. 저것도 못 했잖아" 하며 소극적인 성향을 보입니다. 식구 중 누군가가 "~을 해보면 어때요?"라고 권해도 "그게 ~해서 안 돼!" 식으로 부정부터 하고 봅니다.

이런 차이는 어디에서 오는 걸까요? 정신과 의사인 필자 입장에서는 마음가짐의 차이임을 말하고 싶지만, 꼭 그런 것만은 아닌 듯합니다.

필자는 육류 섭취량의 차이가 가장 중요한 원인이라고 생각합니다.

후생노동성의 조사에 따르면, 70세 이상의 노인 다섯 명 중 한 명은 단백질이 부족하다고 합니다. 하지만 필자는 그 정도가 아니라 절반 이상이 단백질 부족이라고 생각합니다.

육류를 많이 섭취하는 서양 사람들은 나이가 들어도 제법 활기가 넘치고 정력적으로 움직입니다. 70세가 넘어서도 성생활을 이어가는 부부가 적지 않습니다. 일본의 노인들과는 큰 차이라고 하지 않을 수 없습니다.

고기를 먹고 장수하겠는가?
억지로 참고 일찍 죽겠는가?

조금 오래된 조사인데, 히로시마의 일본인과 하와이 일본계 주민의 영양을 비교한 데이터가 있습니다. 1965년부터 1985년까지 20년 동안 히로시마 주민의 동물성 단백질이나 지방 섭취율이 큰 폭으로 증가하기는 했지만, 하와이 일본계 주민과 비교했을 때 많이 적었음을 알 수 있습니다.

하와이 쪽 사람들은 영양 지도를 받은 결과, 동물성 단백질은 줄고 지방은 약간 늘었습니다. 그래도 역시나 일본 쪽 사람들이 훨씬 적습니다.

실제로도 하와이 쪽 주민이 일본 쪽 주민보다 오래 삽니다.

일본도 그사이 평균 수명이 늘었는데, 그 이유는 고기를 섭취함으로써 지방이 늘어난 덕분입니다.

도표 12. 히로시마의 일본인과 하와이 일본계 주민의 영양 비교
(남자 1965년 당시 연령 45~69세)

	일본		하와이	
조사 연도	1965	1985	1965	1985
대상자(명)	199	148	1,305	781
총열량(kcal)	1,998	1,890	1,962	1,972
단백질(g)	64.5	72.3	81.2	80.1
동물성 단백질(g) (%)	28.5 (44.2)	38.1 (52.7)	58.1 (71.6)	51.3 (64.0)
지방(g)	30.9	47.0	68.4	70.1
지방 열량/총열량(%)	13.9	22.4	30.9	31.3

출전: 가토 히로, 하야부치 히토미, 《영양학 잡지》, 1989, 47(3): 121~130.

고기를 먹어야 하는데
왜 섭취량은 늘지 않을까?

필자는 기회 있을 때마다 나이가 들수록 고기를 먹는 것이 좋다고 말해왔습니다. 고기는 혈관을 비롯해 인간의 몸을 튼튼하게 해주기 때문입니다. 게다가 정신 건강에도 좋습니다. 의욕이나 활기의 근원이 되기 때문이죠.

그런데 많은 의사가 필자와는 다른 말을 합니다. "지방을 줄이세요. 고기보다는 생선이 좋아요. 불필요한 지방은 섭취하지 마세요"라고 말이죠.

이런 현상은 콜레스테롤 해악설이 신봉되어왔기 때문입니다. 1980년을 전후로 제2차 세계대전 이후 30여 년을 지나오면서 경제는 윤택해졌고 식생활은 서구화되었습니다. 이와 더불어 고기 섭취를 줄이자는 풍조가 높아졌습니다. 당시 미국인은 하루 300g의 고기를 섭취한 데 비해 일본인은 70g을 섭취했습니다.

미국에서는 심근경색이 사망 원인 1위였습니다. 이에 고기 섭취량을 300g에서 200g으로 줄이자는 대책을 강구하게 되었습니다. 그런데 고작 70g밖에 섭취하지 않던 일본도 미국의 영향을 받게 됩니다.

오키나와 주민이 '장수'라는 타이틀을 내려놓게 된 어처구니없는 전말은 앞에서 언급했습니다. 오키나와 주민뿐만 아니라 여러분도 고기나 지방이 많은 식사는 콜레스테롤이 많다는 이유로 피하고 있지 않으신지요? 아니면 마음속 어딘가에 왠지 모르게 '먹어도 괜찮을까?' 하며 죄책감 같은 것을 품고 있지는 않으신지요?

하지만 고기나 지방을 멀리할 필요는 전혀 없습니다.

분명 40대, 50대의 중년기까지는 콜레스테롤이 너무 많으면 동맥경화에 걸릴 위험이 높아진다는 말을 끊임없이 들어왔을 것입니다. 하지만 요즘은 콜레스테롤이 동맥경화를 일으킨다는 설 자체가 전 세계적으로도 재정의되고 있습니다. 이와 관련해서는 뒤에서 자세히 설명하겠습니다.

고기 섭취량이 많은 나라부터
수명이 늘어났다

일본인에게는 '검소한 식생활 신앙' 같은 것이 뿌리 깊게 자리하고 있는 듯합니다.

예를 들어 "옛날이야기에 나오는 신선(神仙)을 상상해보세요"라고 하면 어떤 이미지를 떠올릴까요? 아마도 흰 수염을 기르고 허름한 옷차림에 지팡이를 짚은 야윈 노인 같은 느낌일 테지요. 이상하게도 위와 같은 대답이 많다고 합니다. 이역시 일본인에게 검소한 식생활 신앙이 있기 때문이라고 생각합니다. '참는 것이 미덕'이라든지 '양반은 안 먹어도 긴 트림' 같은 말에 공감하는 사람이 많은 것도 같은 이유에서일듯합니다.

일상생활에서 식물성 단백질을 선호하는 것도 비슷한 이유일지 모르겠습니다. '자연이 주는 혜택에 감사하며 서로서로 나누어 가진다.' 물론 너무나 훌륭한 생각이지만, 어쩌면 이런 사고방식이 일본인의 평균 수명을 억제해온 것 또한 사실일지 모르겠습니다.

도표 13은 1890년 당시의 육류 소비량을 조사한 데이터입니다. 1년 동안 얼마만큼 고기를 먹었는지를 나타내는 것인데, 일본인의 소비량은 단위마저 큰 차이가 날 정도로 적었음을 알 수 있습니다.

호주는 111.6kg으로, 이를 하루로 환산하면 306g이 됩니다. 일본은 3kg이니까 하루 8g으로 그 차이가 확연합니다.

그리고 당시 1890년에는 세계에서 처음으로 호주의 평균 수명이 50세를 넘어섰습니다. 이어서 고기 소비량이 많은 나라부터 수명이 늘어났습니다. 이처럼 고기를 먹으면 장수한다는 사실을 알 수 있습니다.

참고로 당시 일본의 평균 수명은 30세였습니다. 50세를 넘긴 것은 1947년이 되어서야 이루어졌습니다. 세계보다 50년 이상 늦은 셈입니다.

놀라셨나요? 지금은 세계 1위 장수국이라고 알려진 일본이

도표 13. 세계의 연간 1인당 육류 소비(제공)량(1890)

호주	111.6kg
미국	54.4kg
영국	47.6kg
스웨덴·노르웨이	39.5kg
벨기에·네덜란드	31.3kg
오스트리아	29.0kg
스페인	22.2kg
프로이센	21.8kg
이탈리아	10.4kg
일본	3.0kg

자료: 영국 통계협회 자료(1890)
이토기념재단, 《일본 식육 문화사》, 1994.

불과 75년 전만 해도 50세까지도 살지 못하는 '단명국'이었습

니다.

식물성 단백질에서 동물성 단백질로

일본인의 수명은 어떻게 늘어났을까요? 그것은 일본도 다른 나라와 마찬가지로 고기를 많이 먹게 되었기 때문입니다.

제2차 세계대전 이후 삶이 윤택해지면서 식생활 또한 크게 바뀌었습니다.

도표 14는 식물성 단백질과 동물성 단백질의 섭취량 추이를 조사한 결과입니다.

1800년대에는 고기를 거의 먹지 않던 일본인도 메이지 시대(1868~1912)에 들어서면서 조금씩 고기 소비량을 늘려갔습니다. 또 동물성 단백질 소비량이 늘고 식물성 단백질 소비량이 줄어듦에 따라 수명이 조금씩 늘기 시작했습니다. 도표 14

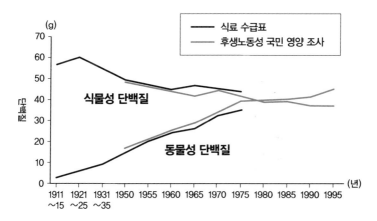

출전: 시바타 히로시, 구마가이 슈, 《임상 노인학 리뷰》, 2002, 12(2): 97~107.

에서 동물성 단백질과 식물성 단백질의 소비량이 역전되는 시기부터 평균 수명은 단번에 늘기 시작했습니다.

이는 시바타 박사가 실시한 '100세 노인 연구'에서도 증명되었습니다(도표 15). 국민 전체 평균보다 100세를 넘긴 사람들이 더 많은 단백질을 섭취하고 있음을 알 수 있습니다.

당시에는 100세를 넘긴 사람이 희귀한 존재였습니다. 일본 전체에서도 500명 정도밖에 없었다고 합니다. 머리에 떠오르는 이미지는 신선처럼 생긴 사람입니다. 시바타 박사 또한 조사 전에는 그렇게 생각했다고 합니다. 그런데 실제로 만나보

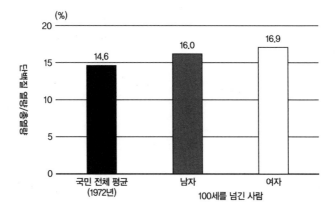

출전: 시바타 히로시 외, 《영양과 건강》, 1992. 8(2-3): 165~175.

니 상상과는 전혀 다른 모습이었습니다. 고기를 즐겨 먹고 통통하게 살찐 사람이 많았답니다.

지금의 일본인은
영양 부족으로 인한 기아 상태 수준

또 한 가지 놀라운 실태를 전해야겠습니다.

그것은 지금의 일본인이 '영양 부족 상태'라는 냉엄한 현실입니다.

도표 16은 일본인의 총열량 섭취량 추이입니다. 여러분이 늘 신경 쓰는 칼로리죠.

제2차 세계대전 직후인 1946년 일본인의 섭취 칼로리는 1,903kcal였습니다. 기아 상태라고 일컬어지던 시절의 수치입니다.

이후 1960년대, 1970년대로 나아가면서 섭취량은 순조롭게 늘어가다가, 1980년대부터는 감소로 전환됩니다. 그리고

도표 16. 일본인의 총열량 섭취량 추이

연도	1946	1960	1970	1980	1990	2000	2010	2019
총열량 (kcal)	1,903	2,096	2,210	2,084	2,026	1,948	1,849	1,903

출처: 국민 영양 조사

2010년에는 1,849kcal로 줄어듭니다. 기아 상태라던 전쟁 직후의 상태보다 낮아진 셈입니다. 그 이후 조금 오르기는 했지만, 2019년은 1946년과 같은 수치입니다.

즉 일본인은 현재 영양실조 상태라고 해도 과언이 아닐 정도입니다.

전쟁이 끝난 무렵에는 고기나 지방을 섭취할 수 없었지만, 미국 등으로부터 들여온 곡물을 식량으로 삼았습니다. 이런 음식은 열량(칼로리)이 높기 때문에 간신히 목숨을 유지할 수 있었던 셈입니다.

"그렇다면 일본인은 그런 상태에서 어떻게 장수할 수 있었을까요?"

이런 의문이 들겠죠? 그 대답은 역시나 고기와 지방을 섭취하게 되었기 때문입니다. 콜레스테롤이 몸을 튼튼하게 만드는 구조에 대해서는 나중에 설명하겠지만, 우선은 일본인이 영양 부족 상태에 빠져 있다는 위험한 실태임을 알아두었으면 합니다.

콜레스테롤 원흉설의 최대 피해자는
고지식한 노인들

일본인이 많이 먹지 않게 되고 소식 위주로 바뀌었다는 사실은 다른 조사에서도 알 수 있습니다.

도표 17은 세계 각국의 하루 총열량(칼로리) 추이인데, 일본의 낮은 수치가 확연히 드러납니다. 일본보다 낮은 곳은 북한과 르완다뿐이군요. 북한의 빈곤 상태는 여러분도 이미 잘 아시리라 생각합니다. 르완다는 민족 간 대립이 심각한 곳으로, 과거에 대학살이 벌어지기도 했습니다. 북한과 마찬가지로 윤택한 나라와는 한참이나 거리가 있습니다.

반면에 일본은 경제 대국이자 부유한 나라입니다. 일본의 영양 상태가 안 좋은 것은 '못 먹어서'가 아니라 '안 먹어서'라는 사실은 누구나 알 만한 상황입니다.

그 원인은 몇 번이나 되풀이한 콜레스테롤 해악설이 크게 작용한 결과라고 생각합니다. 지금까지 설명한 대로 다양한 실태 조사에 따라 '콜레스테롤은 나쁘지 않다', '낮추면 좋지 않다'는 사실을 알 수 있습니다.

도표 17. 세계 각국의 총열량(공급량) 추이(하루 1인당: kcal)

	1992년	2013년
일본	2.943	2.726
한국	3.001	3.334
북한	2.222	2.094
중국	2.468	3.108
홍콩	3.093	3.290
대만	2.974	2.997
말레이시아	2.767	2.916
인도네시아	2.416	2.777
태국	2.271	2.784
베트남	1.923	2.745
가나	2.118	3.016
르완다	1.891	2.228
미국	3.559	3.682
영국	3.271	3.424
프랑스	3.549	3.482

출전: 식량농업기구, 음식 균형표

콜레스테롤이 나쁘지 않다는 실태는 잘 알려지지 않았습니다. 오히려 지금까지도 콜레스테롤은 나쁘다는 분위기가 곳곳에 퍼져 있고, 많은 사람이 그런 분위기를 믿고 있습니다. 매우 큰 문제가 아닐 수 없습니다.

콜레스테롤을 낮춤으로써 가장 많이 피해를 보는 대상은 노인들입니다. 젊은 세대는 사실상 콜레스테롤을 낮춘다 해도 그리 큰 영향을 받지 않습니다. 면역력이 높아 관련 질병을 잘 이겨내고, 성호르몬도 충분해서 활력이 넘치기 때문입니다. 젊은 사람들에게 콜레스테롤 부족으로 인한 악영향이라고 해보아야 기껏 감기나 감염증에 걸리기 쉬운 정도에 불과합니다.

하지만 노인들은 상황이 다릅니다. 절댓값이 떨어져 있기 때문에 몸과 마음의 건강을 유지하기 위해서는 콜레스테롤이 부족하면 안 된다는 것이 절대 조건입니다. 특히 생명과 직결된 병에 걸리지 않으려면 절대로 낮춰서는 안 됩니다.

건강한 나라를 만들고 싶다면
젊은이도 콜레스테롤을 섭취해야

40대와 50대 분들도 똑같습니다. 나이 60이 되었으니 콜레스테롤을 섭취해야겠다고 마음먹는다고 해서 갑자기 되는 것은 아닙니다. 체력 저하를 자각하는 나이가 되었다면 콜레스테롤을 적극 섭취해야 합니다.

현재 일본은 세계적으로 1, 2위를 다투는 장수국이지만, 이대로 가면 어떻게 될지 모릅니다. GDP를 비롯해 국력 저하나 저출산 문제도 영양 부족이 원인이라고 필자는 생각합니다. 일본의 미래는 콜레스테롤을 얼마나 잘 섭취하느냐에 달려 있다는 생각마저 듭니다.

40~50대가 되면 콜레스테롤을 낮춤으로써 생기는 폐해가

심각해집니다. 우울증에 걸리기 쉽고, 발기 부전이나 근육 감소증도 나타납니다. 여성은 피부와 모발의 윤기와 탄력이 사라지고 골다공증에 걸리기도 쉽습니다.

게다가 치매 또한 20년에 걸쳐 증상이 나타난다는 사실도 잘 알려져 있기 때문에, 이 시기부터의 대책이 중요합니다. 가장 주의해야 할 것이 암과 뇌졸중입니다.

40대 무렵부터 증가하기 시작하는 이상 징후나 질병의 대부분은 콜레스테롤과 얽혀 있다고 해도 과언이 아닙니다.

사실이 이런데도 애써 콜레스테롤을 억제해온 셈입니다. 이는 중노년층에게 자학 행위나 다름없습니다.

좀 더 심하게 말하면, 이번에 발생한 건강 보조제인 홍국 사건도 그렇지만, 낮출 필요가 없는 콜레스테롤을 일부러 약품을 써가며 낮추는 것은 자폭 행위라고밖에 생각되지 않습니다.

콜레스테롤은 모든 세포를 만든다

인간은 콜레스테롤 없이는 생명을 유지할 수 없습니다. 왜냐하면 인간의 몸은 콜레스테롤을 재료로 만들어지기 때문입니다.

인간의 몸은 60조 개의 세포로 이루어져 있습니다. 그 하나하나의 세포막을 만드는 재료가 바로 콜레스테롤입니다(구체적으로는 콜레스테롤, 단백질, 인지질로 구성되어 있습니다).

우리의 몸은 내장도 근육도 뼈도 피부도 혈관도 모발도 콜레스테롤 없이는 존재할 수 없습니다. 또한 뇌나 신경 세포도 대부분 콜레스테롤로 구성되어 있습니다. 더 나아가서는 남성 호르몬이나 여성 호르몬, 스테로이드 호르몬(steroid hormone),

쓸개즙, 비타민 D도 콜레스테롤을 원료로 만들어집니다.

즉 콜레스테롤은 몸을 이루는 구성 요소일 뿐만 아니라, 몸이 정상적인 기능을 수행하도록 해주는 필수 불가결한 요소입니다.

왜 나이 들수록
콜레스테롤이 필요할까?

콜레스테롤의 역할은 여기서 그치지 않습니다. 사람의 몸은 60조 개의 세포로 구성되어 있는데, 그 하나하나는 계속 손상되거나 소멸합니다. 그리고 손상된 세포를 복구하거나, 소멸한 세포의 재생에 콜레스테롤이 사용됩니다.

당연히 사람은 나이 들수록 신체가 쇠약해집니다. 피부나 근육 감소는 스스로도 느낄 수 있을 정도죠. 그리고 눈에 보이지는 않지만 혈관, 장기, 뇌, 뼈 또한 늙어갑니다. 즉 관련 세포들이 늙어간다는 뜻입니다. 회복 또는 재생하는 횟수도 나이가 들수록 훨씬 많아집니다.

체내에 콜레스테롤이 충분하면 재생에 듬뿍듬뿍 투입하여

세포를 회복시키고 다시 만들어낼 수 있습니다. 하지만 콜레스테롤이 부족하면 세포는 노화 일로를 걷습니다.

인간의 몸은 잘 만들어져 있어서 일정한 상태를 유지하려고 합니다. 세포가 약해지면 회복하는 데 공을 들여 대량의 콜레스테롤을 사용합니다. 그러고는 사용된 콜레스테롤을 보충하기 위해 다시 대량의 콜레스테롤을 만들어냅니다. 이런 일련의 과정은 인간이 자각하지 않더라도 자연스럽게 일어납니다. 이를 '생체 항상성'이라고 합니다.

나이 들수록 콜레스테롤 수치가 높아지는 것은 이런 작용 때문입니다. 즉 끊임없이 세포를 회복시키고 재생하기 위해 콜레스테롤 수치를 높이는 것입니다. 그렇게 해서 노화하는 몸을 지키기 위해 노력합니다.

중노년층에서 콜레스테롤이 높아지는 것은 이런 이유 때문입니다. 즉 몸을 유지하기 위한 자연스러운 반응인 셈입니다.

물론 음식 섭취로 인해 어느 정도 콜레스테롤 수치가 높아질 수도 있겠지만, 대부분의 경우는 고령화에 따른 자연스러운 생리 현상입니다.

노인들은 콜레스테롤을 낮춰선 안 된다고 필자가 누누이 말하는 이유도 바로 이 때문입니다.

우리 인간에게 갖춰진 훌륭한 시스템이 작동되어 콜레스테롤을 늘리고 있는데, 어이없게도 오히려 낮추려 하다니요.

모른다면 모를까, 이 얼마나 어처구니없는 고정 관념입니까. 건강검진상의 콜레스테롤 수치가 조금 높게 나와도 걱정할 필요가 없습니다. 그보다는 억지로 낮추려고 하는 것을 더욱 경계해야 합니다.

콜레스테롤 수치를 낮추면
왜 암에 걸리기 쉬울까?

지금까지 다양한 실태 조사 결과를 인용하면서 '콜레스테롤 수치는 조금 높은 것이 장수에 좋다', '낮으면 조기 사망한다'는 내용을 말했습니다.

이는 통계나 조사 데이터를 볼 것도 없이 필자가 오랫동안 노인 의료 현장에서 느껴온 경향이기도 합니다.

암과 관련해서도 똑같습니다. 콜레스테롤 수치가 높을수록 암에 잘 안 걸리고, 낮을수록 잘 걸립니다.

왜 그럴까요? 필자 또한 처음에는 이상하다고 여겼는데, 곰곰이 생각해보면 당연한 일입니다. 왜냐하면 암은 면역력과 깊은 관계가 있기 때문입니다. 그리고 면역력은 콜레스테롤과 관계가 깊습니다.

설명하자면 이렇습니다.

콜레스테롤 수치가 높은 사람은 면역력이 높고, 수치가 낮은 사람은 면역력이 낮습니다. 그리고 면역력이 높은 사람은 암이나 감염증 등에 잘 대항하고, 면역력이 낮은 사람은 암이나 감염증에 취약합니다.

이는 실태 조사에도 잘 드러나 있습니다. '콜레스테롤 수치가 높은 사람은 암에 잘 안 걸리고 장수한다'와 그 반대로 '콜레스테롤 수치가 낮은 사람은 암에도 잘 걸리고 조기에 사망한다'는 데이터입니다.

면역력을 높이고 싶다면
콜레스테롤 수치를 낮춰선 안 된다

'면역'이라는 말을 자주 듣습니다. 그런데 "면역이 뭐야?"라고 물으면 대답이 쉽게 나오지 않습니다.

면역이란 무엇일까요?

간단히 말하면 인체에 구비된 방어 시스템입니다. 인간의 몸에는 세균이나 바이러스가 끊임없이 침투합니다. 이런 병원체뿐만 아니라 공기 또는 물에 섞인 유해 물질, 음식에 함유된 독성 물질 등도 침투합니다.

예를 들어 꽃가루 알레르기도 면역 시스템의 일종입니다. 꽃가루 알레르기가 있는 사람이 재채기를 하거나 콧물이 흐르는 것은 방어 시스템이 작동하여 몸속에 침입한 꽃가루를

배출하려는 작용과 면역이 과잉 반응을 일으켜 항체가 너무 많이 만들어지기 때문이라고 합니다.

면역 시스템은 몸 밖에서 들어오는 적뿐만 아니라 몸 안에서 생기는 적에게도 작용합니다. 예를 들면 암은 어느 세포가 변이를 일으켜 암세포가 됨으로써 발생합니다. 암세포는 암이 된 직후라면 면역 시스템에 의해 퇴치됩니다. 하지만 방치할 경우 점점 커져서 종양으로 발전하는데, 이것이 바로 암입니다.

콜레스테롤 수치를 낮춰서 면역 시스템의 작용이 약해지면 밖에서 침투한 적에게도, 안에서 생긴 적에게도 대항할 수 없게 됩니다. 그러면 병에 걸리기 쉬운 상태가 되고 맙니다. 면역력 높이기란 안팎의 적에 대항할 수 있는 몸을 만드는 일입니다. 즉 콜레스테롤은 나쁜 것이 아니라 몸을 보호해주는 갑옷이라 할 수 있습니다.

좀 더 자세히 설명하면 면역 세포에는 림프구, NK 세포 (Natural Killer cell), 대식 세포(macrophage) 등 다양한 형태가 있는데, 이들 모두 콜레스테롤을 재료로 만들어집니다. 따라서 콜레스테롤이 몸속에 충분해야만 높은 면역력이 발휘되어 병에 걸리지 않는 몸을 유지할 수 있습니다.

테스토스테론이 부족하면
성욕과 의욕도 저하된다

몸을 지키는 갑옷인 콜레스테롤은 몸뿐만 아니라 마음을 지키는 일까지 수행합니다.

콜레스테롤은 몸속에 160~180g 정도가 있습니다. 그중에서 25%는 뇌에 있습니다. 신경계까지 포함하면 37%나 됩니다. 즉 뇌가 정상적으로 기능하고, 마음이 활발하게 움직이는 것도 콜레스테롤이 충분해야 가능한 일입니다.

노인들을 대상으로 의료 행위를 하는 필자는 찾아오는 사람 대부분이 대략 활기가 있는 사람과 활기가 없는 사람으로 나뉜다는 느낌을 강하게 받습니다. 바꾸어 말하면 의욕의 차이라고도 할 수 있습니다.

도표 18. 콜레스테롤의 역할

1

체내에 160~180g 존재하며
이 중 뇌에 25%, 신경계까지
포함하면 37%

2

단백질, 인지질과 함께
세포막을 구성

3

성호르몬, 비타민 D,
스테로이드 호르몬, 쓸개즙의
재료

4

인지 능력, 항우울증 작용에
관여

의욕에는 남성 호르몬이 깊게 관여되어 있습니다. 남성 호르몬인 테스토스테론(testosterone)의 양이 부족하면 의욕이나 활력이 떨어지는데, 이 테스토스테론의 재료가 바로 콜레스테롤입니다.

남성 호르몬은 성욕이나 성기능을 높이는 것으로 알려져 있습니다. 발기 부전도 남성 호르몬 부족과 관계가 있습니다. 호르몬 주사를 처방하여 개선하는 것은 이 때문입니다.

남자가 사춘기를 맞이하면 성욕이 강해지는데요, 이는 남성 호르몬이 급격히 늘어나기 때문입니다. 남자아이가 중학

생 무렵부터 운동에 심취하거나 폭력적으로 바뀌거나 성적이 급상승하는 것도 남성 호르몬의 영향입니다. 경쟁심이나 투쟁심이 높아지기 때문입니다.

그러나 남성 호르몬이 부족하면 의욕이 생기지 않고, 무슨 일에든 소극적이 됩니다.

남자가 나이를 먹으면 집 안에 틀어박혀 지내기 일쑤인 것은 남성 호르몬이 줄어들기 때문입니다.

세로토닌이 부족하면
스트레스에도 취약해진다

뇌 속에서 신경 전달 물질인 세로토닌(serotonin)을 운반하는 것도 콜레스테롤의 역할입니다. 세로토닌은 '행복 호르몬'이라고도 부르는데, 충족감이나 행복감, 마음을 편안하게 유지하는 역할을 합니다.

세로토닌이 부족하면 무슨 일에든 흥미가 생기지 않거나 만족감을 못 느끼고 기분이 가라앉습니다. 또 안절부절못하고 감정이 쉽게 폭발하기도 합니다.

더욱이 정신과 의사 입장에서는 우울증과의 관계 또한 지적해두고 싶습니다.

세로토닌은 남성 호르몬과 마찬가지로 의욕에 큰 영향을

줍니다. 콜레스테롤이 부족하면 세로토닌이 원활하게 운반되지 않아 마음이 불안정해집니다.

이처럼 콜레스테롤은 인간의 마음을 활성화하고 슬픔이나 불안, 스트레스로부터 마음을 지켜주는 물질이라고 할 수 있습니다.

29쪽의 실태 조사 도표 2를 다시 한번 살펴봐주시기 바랍니다. 콜레스테롤 수치가 낮은 집단의 사망 원인에는 '사고'와 '자살'이 많다는 것을 확인할 수 있습니다. 이는 콜레스테롤 수치가 낮기 때문에 남성 호르몬이나 세로토닌이 부족해져서 정신적인 충격을 받기 쉬워진 것과 깊은 관계가 있다고 판단됩니다.

노화는 체력이 아니라
의욕 저하에서 시작된다

미국의 실업가이자 시인인 새뮤얼 울먼의 유명한 명언이 있습니다.

"나이를 먹는다고 누구나 늙는 것은 아니다. 이상을 잃었을 때 비로소 늙어간다."

필자는 평소에도 인간의 노화는 의욕 저하에서 시작된다고 누누이 말해왔습니다. 국가와 시대가 달라도 늙음은 '마음의 노화'로부터 시작된다는 사실은 똑같습니다.

의욕이 떨어지면 외출하기도 싫어지고, 누군가를 만나는 것도 귀찮아집니다. 그러면 안 걷게 되고, 몸도 가꾸지 않게 됩니다.

'이걸 해볼까? 저것도 해보고 싶은데!'라는 생각이 들어야 머리도 쓰게 되고, 실제로 움직여야 몸도 쓰게 됩니다. 하지만 의욕이 떨어져서 안 쓰게 되면 몸의 기능도, 마음의 기능도 점점 녹슬고 맙니다.

'폐용성 위축(廢用性萎縮)'이라는 증상이 있습니다. 예를 들어 사고로 입원했는데, 침대에 누워만 있다 보니 근육이 쇠약해지는 현상입니다. 그러면 몸을 움직이지 못하게 될 뿐만 아니라 정신적으로 위축되는 현상이 발생합니다.

즉 마음에서 시작되는 노화도 있고, 몸에서 시작되는 노화도 있는 셈입니다. 중요한 것은 어찌 되었든 노화를 방치하면 안 된다는 사실입니다.

노화의 속도는 나이와 함께 증가합니다. 게다가 한번 노화를 받아들이면 눈 깜박할 사이에 가속도가 붙습니다.

노화를 막으려면 어떻게 해야 할까요?

그것은 단백질을 충분히 섭취하면 됩니다. 고기를 포함해서 잘 먹어야 합니다. 의욕의 재료가 되는 콜레스테롤을 충분히 저장하는 지혜가 중요합니다.

여성의 아름다움이나 젊음은
여성 호르몬의 작용이 중요하다

콜레스테롤은 미용 면에서도 중요한 역할을 담당합니다. 아름다움은 여성 호르몬과 관련이 깊은데요, 여기에도 콜레스테롤이 사용됩니다.

여성 호르몬이 제대로 분비되면 피부나 모발이 촉촉하고 윤기가 나며 부드러워집니다. 반대로 분비가 원활하지 않으면 까슬까슬하고 푸석푸석하며 반점이나 주름이 생깁니다.

여성 호르몬은 건강 면에도 큰 영향을 미칩니다. 뼈를 튼튼하게 하고, 혈관을 견고하고 유연하게 하며, 기억력을 높이는 등의 기능을 수행합니다.

여성이 폐경을 맞으면 여성 호르몬이 많이 줄어든다고 알려져 있습니다. 하지만 완전히 없어지는 게 아니라 조금씩만 분비되는 것입니다. 그런 상태를 되도록 오래 유지하기 위해서는 콜레스테롤 섭취가 중요합니다. 이 때문에 콜레스테롤을 일부러 줄이는 것은 아름다움을 내다 버리는 것과 같습니다(가족성 고콜레스테롤 혈증 같은 질병을 가진 경우는 예외입니다).

앞에서 노년의 남자 중에는 집 안에만 틀어박혀 있고 싶어 하는 사람이 많다고 언급했습니다. 기억하시나요? 원인은 바로 남성 호르몬의 감소 때문입니다.

반대로 노년의 여성은 활동성을 띄게 됩니다. 밖에 나가 사람들과 즐겁게 교류하고 사회 활동에도 적극적으로 참여합니다. 이는 남성 호르몬 때문입니다. 폐경이 되면 여성 호르몬이 줄어드는 대신 남성 호르몬이 증가한다고 밝혀졌습니다.

잘 먹어서 콜레스테롤을 충분히 보충함으로써 남성 호르몬이 원활히 분비되게 해야 합니다. 그런 사람들은 의욕적이고 아름다우며 젊음을 유지할 수 있습니다. 그 때문에 더더욱 스스로를 가꾸게 되고, 밖에 나가 남들과 어울리는 일이 즐거워집니다. 그 과정에서 활력의 선순환이 이루어집니다.

테스토스테론이 줄면
와상 상태가 될 위험이 높아진다

남성 호르몬은 근육과도 관계가 깊습니다. 근육을 늘리면 남성 호르몬도 증가합니다. 남성 호르몬이 증가하면 근육도 늘어납니다. 필자의 환자 중에는 '남성 호르몬 보충 요법'을 받는 사람도 있는데, 근육이 잘 붙어서 골프 비거리가 크게 늘어났다며 만족감을 나타냈습니다.

산악인 미우라 유이치로는 지금 80세인데, '세계 최고령 에베레스트 등정'을 이루어냈습니다. 그런데 사실 그의 위업에는 남성 호르몬의 도움이 있었습니다.

76세 때 스키를 타다가 넘어져 골반과 대퇴골이 골절되었죠. 근육이 감소하고 기력도 떨어졌어요. 그때 의사의 권유로 남성 호르몬(테스토스테론)을 주입하기 시작했다고 합니다. 이 것이 효과를 발휘해 점차 기력과 체력이 회복되고, 근력 또한 예전처럼 되돌아왔습니다. 그 결과 위업을 달성하게 되었습니다.

고령이 되면 근육이 줄어듭니다. 70대가 되면 그 속도가 빨라지고, 80대가 되면 허벅지 근육량이 30대의 3분의 1로 줄어든다고 알려져 있습니다.

또한 근육이 줄어드는 근육 감소증 상태로 접어들면 걷기는 물론이고 일상생활에 지장을 초래하는 일까지 생길 수 있습니다.

나이가 들어 근육량이 떨어지면 몸을 움직이는 일 자체에 두려움을 느낍니다. 그렇다고 나이를 핑계 삼아 움직이지 않는 생활을 계속하면 근육은 점점 더 감소합니다. 이런 상태까지 오면 자꾸 넘어질 위험이 높아집니다. 만약 골절을 당해 병원에 입원이라도 하게 되면 근육은 더더욱 감소하여 침대에 누워만 있어야 하는 와상 상태가 될 가능성도 있습니다.

노인들에게 근력은 여생을 건강하게 살 것인지 여부를 판가름하는 기준이 된다고 해도 과언이 아닙니다.

근력을 유지하고 건강한 삶을 살기 위해서는 평소에 고기를 먹고 콜레스테롤을 충분히 섭취하는 것이 중요합니다.

노인들 중에서도 등은 구부러지고 배는 앞으로 쑥 나온 자세로 걷는 사람을 심심치 않게 볼 수 있습니다. 안된 표현이지만 추레해 보입니다. 근육이 줄고 지방이 쌓이기 쉬운 몸이 되었기 때문입니다.

제3장

지방은 당신을 건강하고
아름답게 만든다

지방이 많은 식사라도
살찌지 않는다

여러분은 다음과 같은 생각을 하지 않습니까?

'콜레스테롤이 많은 음식을 먹으면 살찐다.'

하지만 그것은 큰 오해입니다.

아마도 사람들은 대부분 이렇게 상상할 것입니다.

'콜레스테롤이 많은 음식 = 지방이 많다 = 내장에 지방이 쌓인다 = 살찐다.'

그러나 사실은 다릅니다.

대부분의 콜레스테롤은 간장(肝臟)에서 만들어집니다. 음식물을 통해 만들어지는 것은 20% 정도이고, 나머지 80%는 체내에서 만들어집니다.

따라서 음식물 섭취를 통해 들어오는 콜레스테롤의 양을 줄여도 큰 영향은 없습니다. 즉 지방이 많은 식사 때문에 살찌는 일은 없는 셈이죠.

필자가 이런 설명을 드리면 대부분의 사람들이 반신반의하는 표정으로 이렇게 되묻습니다.

"고기나 튀김처럼 지방이 많은 음식을 먹으면 살찌는 게 당연하잖아요?"

아닙니다. 이 또한 오해입니다.

고기나 기름이 든 음식에는 콜레스테롤뿐만 아니라 중성지방도 많이 함유되어 있습니다. 하지만 중성지방이 많은 음식을 먹었다고 해서 살이 찌지는 않습니다.

그 이유는 무엇일까요? 우리가 먹은 음식은 위에서 소화되고 장에서 다시 분해되어 혈액 속으로 보내집니다. 이런 흐름 정도는 여러분도 잘 아는 사실입니다.

중성지방은 소장에서 분해되어 킬로미크론(chylomicron)이라는 물질로 변하는데, 이것이 혈액 속으로 들어가면 지방 흡수가 억제됩니다. 이 때문에 지방이 많은 음식을 먹었다고 해서 체지방이 늘어나지는 않습니다.

그럼 살은 왜 찌는 것일까요?

원인은 탄수화물 등의 당질 때문입니다.

당질은 소장에서 분해된 후 포도당이 되어 혈액 속으로 들어가 온몸을 돌아다닙니다. 그러고는 몸이나 뇌를 움직이는 에너지로 사용됩니다. 하지만 당질을 너무 많이 섭취하거나 운동량이 부족하면 포도당이 다 사용되지 못하고 혈액 속에 남게 됩니다.

이렇게 남은 포도당이 중성지방으로 바뀌어 지방 조직으로 체내에 쌓이는 것입니다. 복부 비만, 허벅지나 팔뚝 등에 뒤룩뒤룩 붙은 살의 정체는 바로 사용되고 남은 당질이 지방으로 바뀐 결과입니다.

이상이 콜레스테롤이나 지방이 함유된 음식을 먹어도 살이 찌지 않는 이유입니다.

내장 지방은 면역 세포를 만든다

제1장에서 소개한 실태 조사를 통해서도 알 수 있듯이, 조금 살찐 사람이 장수한다는 결론은 새로운 상식으로 자리매김해야 할 것입니다. 전 세계의 의료계에서 이미 의심의 여지가 없는 학설로 인정받고 있기 때문입니다.

흔히 내장 지방은 좋지 않다고 하지만, 약간 살찐 사람이 장수한다는 통계 데이터가 이미 나와 있고, 내장 지방에서 면역 세포가 만들어진다는 사실도 잘 알려져 있습니다.

물론 지방이 지나치게 많다면 이야기는 달라집니다. 예를 들어 필자의 몸매는 약간 뚱뚱한 정도인데, 중성지방은 관리하지 않을 경우 2,000mg/dl까지 올라갑니다. 중성지방의 기준치는 30~149이므로 수치에 민감한 의사라면 '위험' 판정을 내립니다.

필자 스스로는 문제없다고 생각하지만 1,000을 넘으면 급성 이자염(급성 췌장염)에 걸리기 쉽다는 말을 들은 최근에는 약을 먹기 시작했습니다. 이자염은 모든 병 중에서 가장 통증이 심하다고 알려져 있어 따르기로 한 것입니다. 극심한 통증은 저로서도 감당하기 싫으니, 그 대비책인 셈입니다.

어쨌거나 필자의 경우처럼 너무 높은 수치는 문제가 되지만, 노인들의 경우 기준치를 조금 웃도는 정도라면 괜찮다고 생각합니다. 속마음이야 웬만한 정도까지는 내버려두어도 좋다고 말하고 싶지만, 개인차가 있기 때문에 수치를 확정하지는 않고 필자의 예만 들어보겠습니다.

필자의 피부는 탄력감이 있고 통통합니다. 여성 편집자분들이 부러워하기도 하죠. 아마 콜레스테롤이나 중성지방이 많기 때문이라고 자부합니다.

피부가 싱싱한 것은 지방 덕분입니다. 수분 덕분이라고 착각하는 분이 계신데, 수분이 많으면 피부는 부어오릅니다. 남녀를 불문하고 피부 탄력이나 미용에 필요한 것은 수분이 아니라 지방입니다.

비만이 아닌데
비만이라고 착각하는 건 아닐까?

자신의 체형을 걱정하는 사람이 많습니다.

"나는 비만일까? 표준일까? 아니면 야윈 편일까?"

체형은 주관에 따라 조금씩 다르기 때문에 판단하는 데 일관성을 유지하기가 어렵습니다. 그런데 필자가 자주 느끼는 것은 전혀 뚱뚱하지 않은데 본인은 뚱뚱하다고 확신하는 사람이 있다는 사실입니다. 야윈 사람이 "5kg은 더 빼야 할 것 같아요"라고 하기에, "그렇게 살을 빼면 오히려 몸에 안 좋아요"라고 설명해주면 이해할 수 없다는 표정을 짓곤 합니다.

그럼 어느 정도부터가 비만이고, 어느 정도부터가 저체중일까요?

이를 알 수 있는 지표로 자주 사용되는 것이 BMI(Body Mass Index)입니다. 특정 건강검진에도 들어 있지요.

체중 ÷ (신장)^2

위와 같이 간단한 계산만으로 알 수 있습니다.

예를 들어 신장 170cm에 체중 65kg인 사람이라면, '65÷1.7^2=22.5'이므로 'BMI는 22.5'입니다.

비만학회의 판정 기준은 다음과 같습니다.

18.5 미만: 저체중

18.5~25 미만: 보통 체중

25~30 미만: 비만(1도)

30~35 미만: 비만(2도)

35~40 미만: 비만(3도)

40 이상: 비만(4도)

여러분도 자신의 BMI를 계산해보세요. 얼마나 나왔나요?

보통 22를 표준으로 삼습니다. 이를 기준으로 사람들은 자신이 비만인지 저체중인지를 판단하는 경우가 많습니다. 그런데 여기에는 두 가지 큰 문제점이 있습니다.

첫 번째는 BMI 표준을 신뢰할 수 있느냐입니다.

두 번째는 살을 뺄 필요가 없는 '표준'에 해당하는 사람이 스스로는 살을 빼야 한다고 생각해서 음식을 먹지 않는 일입니다. 반대로 살을 더 찌워야 하는 저체중인 사람이 스스로는 날씬하다는 판단에 만족하여 그 상태를 유지하는 일입니다.

많은 사람이 BMI 판정 기준을 믿고 날씬한 게 좋다고 생각하겠지만, 사실은 너무나 잘못된 생각입니다. 게다가 매우 위험한 발상이기도 합니다.

건강하게 장수하고 싶다면
약간 비만이 좋다

제1장에서 다양한 실태 조사의 데이터를 근거로 콜레스테롤 수치가 높은 사람이 장수하고, 낮은 사람은 조기 사망에 이른다고 알려드렸습니다. 최고 장수 지역이던 오키나와가 지방 섭취 억제 정책을 시행함으로써 평균 수명이 전국 최하위까지 떨어진 비극적인 이야기도 알려드렸습니다.

날씬해지고 싶다는 열망 때문에 제2차 세계대전 직후보다 영양 상태가 더 나빠졌다는 사실도 알려드린 대로입니다.

살이 빠진다는 것은 결코 좋은 일이 아닙니다. 어쩌면 생명을 단축시키는 원인이 될지도 모릅니다. 나이를 먹을수록 그 위험성은 더욱 높아집니다.

노인들 대부분은 식사량이 줄기 때문에 자연스럽게 야위어 갑니다. 이어 체력과 근력이 저하되고, 다리의 힘도 약해집니다. 그러면 넘어져 다칠 위험도 높아집니다. 또한 음식물을 씹고 삼키는 기능도 떨어져 흡인성 폐렴(위나 입의 내용물이 식도가 아닌 기도를 통해 폐로 들어가면서 생기는 폐렴의 일종 – 옮긴이)에 걸리기도 쉬워집니다. 이 과정에서 큰일이라도 한 번 겪고 나면 갑자기 쇠약해지는 것 또한 고령기의 특징 중 하나입니다.

다시 말하지만 날씬해지려고 살을 빼는 것은 절대로 안 됩니다. 다이어트는 더더욱 안 됩니다.

건강하게 장수하고 싶다면 약간 통통한 정도가 제일 좋습니다. BMI로 치면 25~30 정도를 기준으로 하면 좋습니다. 실제로도 이 정도의 사람들이 장수한다는 사실은 여러 연구에서 이미 밝혀졌습니다.

반대로 18.5 미만인 저체중의 경우에는 사망률이 큰 폭으로 상승합니다.

필자의 경험으로도 날씬한 사람은 조기에 사망하는 경우가 많고, 조금 통통한 사람은 장수한다는 사실을 수시로 느끼고 있습니다. 덧붙이자면 조금 통통한 사람은 장수할 뿐만 아니라 생활에 활력도 넘쳐서 젊어 보이기까지 합니다.

그런데 특정 건강검진에서 BMI가 25~30인 사람은 "비만도 1입니다. 체중을 조금 줄이시는 게 좋겠어요"라는 말을 듣습니다. 건강하게 오래 살 수 있는 이상적인 체중인데 일부러 줄이라는 진단을 받은 셈입니다.

수년 전에 이미 '노인들의 BMI는 조금 높은 편이 좋다'로 지침 자체가 수정되었는데, 일반인들은 거의 모르고 있습니다. 일반인뿐만 아니라 의사조차도 모르는 경우가 있는 것 같습니다.

참으로 비극이 아닐 수 없습니다. 실태조차 모르는 의사로부터 체중을 줄이라는 말을 듣고 그대로 따른다면 어떻게 되겠습니까? 생명을 단축시킬 수도 있는 일입니다.

젊은 사람도
날씬해지는 건 위험하다

필자가 이런 말을 하면 젊은 사람들은 이렇게 반론합니다.

"조금 통통한 편이 좋다는 건 노인들분만 그런 거죠. 젊은 사람들은 살이 찌면 안 되잖아요."

확실히 젊은 사람들에게 살이 찐다는 사실은 저항감이 있겠죠. 하지만 날씬한 게 좋다고 단정 지을 수는 없습니다.

필자의 지인 중에 '최고의 불임 치료 명의'로 유명한 사람이 있습니다. 전국 각지에서 불임 치료를 위해 젊은 여성들이 그를 찾아오는데, 그중 90%는 젊은 시절에 다이어트를 한 경험이 있다고 합니다.

그중에는 영양을 충분히 섭취하지 않아 자궁이 완전히 형

성되지 못한 경우까지 있다고 합니다. 우리 몸은 성장기를 통해 평생 건강하게 살아가기 위한 몸을 만듭니다. 이 시기에 다이어트를 한답시고 충분한 식사를 하지 않으면 건강하고 튼튼한 몸을 만들 수 없는 것은 말할 나위도 없습니다.

필자는 정신과 의사인데, 섭식 장애는 아주 심각합니다. 마음의 병에 더해 실제로는 죽음의 위험을 옆에 끼고 사는 것이나 다름없기 때문입니다. 이른바 거식증에 걸린 사람만 보더라도 연간 100명 정도가 사망합니다.

사인은 영양실조에 따른 빈혈이나 뇌 위축, 간 기능 장애, 자살 등 다양합니다. 그중에는 치료를 시작한 사람이 갑작스러운 고칼로리 식사 때문에 몸이 대응하지 못해 다발성 장기 부전을 일으키는 경우도 있습니다.

참으로 무서운 병입니다. 처음에는 날씬해지고 싶은 욕망으로 시작하지만, 나중에는 살찌는 것에 대한 공포로 바뀌어 갑니다. 올바른 지식을 갖추기도 전에, 날씬한 것이 좋다는 믿음 때문에 잘못된 행동을 저지름으로써 안타까운 사태가 발생하는 것입니다.

이런 사태를 방지하기 위해서라도 필자는 무리하게 날씬해질 필요가 없다고 소리 높여 호소하지만, 좀처럼 알아주지 않는 것이 현실입니다.

다만 오해하지 말아줄 것은, 필자가 무제한으로 먹어도 된다거나 계속 살쪄도 괜찮다고 주장하는 것이 아니라는 점입니다. 필자가 권하는 상태는 어디까지나 약간 통통한 정도이지, 뚱뚱보나 '초비만'이 아닙니다. BMI 25~30 정도의 약간 통통한 정도라면 내장 지방의 영향도 그리 크지는 않을 거라고 생각합니다.

덧붙이자면, 최근 의학계에서는 '면역 세포는 내장 지방에서 만들어진다', '내장 지방이 있는 사람이 암에 잘 안 걸린다'는 설이 평가받기 시작했습니다.

'조금 통통한 것이 건강에 좋다.' 이것이 새로운 의학 상식으로 자리매김하기를 바라 마지않습니다.

뚱뚱한 사람은
정말로 혈액이 끈적끈적할까?

혈액의 흐름이 좋다거나 혈액이 끈적끈적하다는 말을 들어본 적이 있으시죠? 이 또한 오해를 불러일으켜 날씬해지기를 희망하는 원인이 되었다고 할 수 있습니다.

예를 들어 중성지방이 1,000mg/dL이라고 합시다. 이 수치는 '요주의 수준'이므로 의사는 혈액이 끈적끈적한 상태라며 살을 빼지 않으면 위험하다고 진단합니다.

그러면 사람들은 "이크, 위험하구나!" 하며 고기나 기름기 있는 음식 섭취를 줄입니다. 혈액이 끈적끈적해서 원활히 흐르지 않으면 혈관이 파괴되거나 막히는 등의 상황을 연상하게 되어 무서워지는 것입니다.

하지만 잘 생각해보면 이는 일종의 연상 작용에 지나지 않습니다. 왜냐하면 1,000mg/dL은 100ml의 물에 1g의 기름이 들어 있는 것과 같은 상태이기 때문입니다. 컵에 물을 반 정도 붓고 그 안에 스포이트로 열 방울 정도 기름을 떨군 상태라고 생각하면 이해하기 쉽습니다.

이때 컵 안의 물은 끈적끈적할까요? 끈적끈적할 리가 없습니다.

즉 중성지방으로 혈액이 끈적끈적해지는 일은 없습니다.

단, 탈수 증상이 일어나면 이야기는 달라집니다. 여름에 물을 안 마시고 운동하거나 사우나에서 땀을 너무 많이 뺐을 때 뇌경색이나 심근경색으로 쓰러지는 사람이 있습니다. 이는 혈액 속의 수분이 빠져나가 탁해진 상태가 되기 때문입니다.

따라서 만약 혈액이 끈적끈적해진다는 두려움이 있다면 중성지방을 걱정할 것이 아니라 탈수를 신경 써야 합니다.

덧붙이자면 중성지방의 기준치는 30~49mg/dL(공복 시)입니다. 150 이상이면 '지질 이상'으로 진단되어 약을 복용하라는 말을 듣게 됩니다.

필자는 평상시 600 정도이고, 식사 내용에 따라 1,800~2,000까지 치솟습니다. 물론 네 자릿수까지는 위험하다는 생각에 기름진 음식을 조금 줄이거나 약을 먹는 등의 방법으로 세 자릿수 이내로 유지하려고 노력 중입니다.

중성지방이 너무 높으면 급성 이자염(급성 췌장염)의 위험성이 커지거나 지방간이 진행될 확률이 높아지는 등 우려할 만한 사항이 늘어납니다. 그런 상황은 피하는 것이 좋습니다.

다만 위의 상황은 필자처럼 수치가 아주 높은 사람에 한정된 경우의 이야기입니다. 보통이라면 기준치를 조금 넘는 수준이라도 걱정할 필요는 없습니다.

까슬까슬하고 축 처진 것보다는
기름기 많은 것이 좋다

'기름기 철철'이라는 말이 있습니다. 고기에 기름기가 넘쳐흘러 맛있어 보인다거나, 사람의 얼굴이 반들반들해 윤기가 넘칠 때 많이 쓰이는 표현입니다. 대개는 긍정적인 의미로 쓰이지만, 욕심 많은 부자를 비아냥거릴 때는 부정적인 뉘앙스가 깔리는 경향이 있습니다.

'기름기 철철'은 의사인 필자가 듣기에 참 좋은 표현이라고 생각합니다. 왜냐하면 실제로 기름기가 많은 사람은 에너지가 넘치고 정열적이며 활동적이기 때문입니다.

중성지방은 혈액 속에 녹아들어 온몸을 돌아다닙니다. 그러면서 활동의 에너지원으로 쓰입니다. 즉 중성지방이 충분한 사람은 그만큼 많은 에너지를 사용할 수 있습니다. 활력이 넘치고 파워풀하며 정력도 왕성하여 피로를 모르는 것은 중성지방이 충분하기 때문에 가능한 일입니다.

반대로 중성지방이 적은 사람은 기운이 없고 쉽게 지칩니다. 에너지가 부족하면 체온 조절이 잘 안 되어 더위나 추위에도 취약해집니다. 노인들이 여름철에 냉방된 실내를 춥게 느끼거나, 겨울철에 손발이 극도로 차가워지는 경우는 바로 이 때문입니다.

또한 중성지방이 적은 사람은 면역력도 떨어집니다. 암이나 감염병 등의 질병에 취약하고 알레르기 증상도 나타나기 쉽습니다.

게다가 미용 면에서도 피부에 윤기가 없어지고 거칠어지는 현상이 나타나기도 합니다.

이는 비타민 A나 D, E 등을 흡수하는 데 장애가 따르기 때문이기도 하지만, 근본적으로는 몸을 정상적으로 유지하고 활동하기 위한 에너지가 고갈되어 나타나는 현상이기 때문입니다.

물론 지나치게 많은 것도 문제지만, 부족한 것은 더 큰 문제입니다. 특히 나이가 들수록 중성지방의 부족에 따른 폐해는 더 많이 나타납니다.

쉽게 피곤해지고, 더위나 추위에 약해지고, 피부가 거칠어지고, 힘이 안 들어가고, 기운이 안 나고, 정력이 쇠약해지는 등 기운이 없다거나 피부가 거칠어졌다고 자각하는 정도라면 중성지방이 모자라다는 신호로 생각합시다.

반대로 '기름기 철철' 또는 '피부가 반짝반짝'이라면 건강하게 오래 살 수 있다는 신호라고 생각해도 좋습니다.

애초에 일본인은
심근경색으로 죽는 사람이 적다

지금까지의 의학 상식으로는 지방이나 콜레스테롤이 동맥경화의 원인이라고 알려져왔습니다. 하지만 이 의학 상식이 잘못되었다는 사실은 여러 실태 조사를 인용하면서 알려드린 대로입니다.

정확성을 기하기 위해 덧붙이자면 확실히 허혈성 심질환(심근경색)과 콜레스테롤 과다에는 모종의 상관관계가 있는 것 같습니다. 하지만 원래 일본인은 심근경색으로 사망할 확률이 매우 낮습니다.

암으로 사망하는 사람은 연간 약 40만 명이지만, 급성 심근경색으로 사망하는 사람은 3만 명 정도입니다. 암의 10% 이

하입니다.

자료를 보면 일본인의 사망 원인 2위에 '심질환'이 올라 있습니다. 이 자료를 보고 심근경색으로 사망하는 사람이 많다고 생각하기 쉽지만 이는 착각입니다. 사실 심질환의 60%는 심부전입니다. 심부전이란 이른바 노쇠입니다. 즉 수명이 다해서 사망한 분도 심부전에 의한 사망으로 기록된다는 뜻입니다.

바로 이런 것들이 얽히고설키면서 콜레스테롤은 심장에 해를 입힌다는 말들이 생겨났다는 사실을 알아두었으면 합니다.

그리고 미국인과 일본인은 같은 동맥경화라도 질적으로 다르다는 사실 또한 알아두어야 합니다.

일본인은 '열공성 경색증(lacunar infarction)'이라 부르는 '가는 혈관'에 문제가 많고, 미국인은 '굵은 혈관'에 문제가 많습니다. 일본인은 과거에 뇌졸중으로 사망하는 사람이 많았는데, 이는 가는 혈관이 터져서 생긴 결과입니다. 이와 비교해서 미국은 심근경색으로 사망하는 사람이 아직도 많습니다.

콜레스테롤을 늘려
혈관을 지켜라!

그럼 일본인의 뇌졸중(뇌출혈)은 어떻게 해서 감소했을까요?

그 이유는 일본인의 혈관이 튼튼해졌기 때문입니다. 식생활이나 영양 상태가 호전되면서 혈관이 잘 안 터지게 된 덕분입니다.

제2차 세계대전이 끝나고 1960년대까지는 혈압 160mmHg 정도에서 혈관이 터지는 사람이 많았습니다. 영양 상태가 좋지 않았고, 단백질도 부족했기 때문입니다.

하지만 지금은 혈압 200 정도에서도 혈관이 터지는 일은 거의 없습니다. 영양 상태 개선에 더해 혈관 벽이 강화된 덕분입니다.

혈관 벽이 강화된 것은 콜레스테롤을 많이 섭취했기 때문이라고 해석할 수 있습니다. 몇 번이나 언급했듯이 콜레스테롤은 세포막을 만드는 재료이고, 혈관 또한 콜레스테롤로 만들어집니다.

지금까지 의학계에서는 동맥경화를 방지하기 위해 콜레스테롤을 줄여야 한다고 주장해왔습니다. 하지만 실제 상황은 정반대로 고기를 먹고 콜레스테롤을 늘림으로써 혈관을 지켜야 한다는 것이 핵심입니다.

왜냐하면 이를 뒷받침할 데이터가 모두 갖추어졌기 때문입니다. 과학의 세계에서는 지금까지의 상식이 단번에 뒤집히는 일이 드물지 않습니다. 아니, 오히려 그렇게 뒤집히고 수정되면서 세계는 진보를 거듭해왔습니다. 의학의 세계 또한 예외가 아닙니다. 콜레스테롤이나 지방을 충분히 섭취해야 하는 것이 정설인 시대로 뒤바뀌었습니다.

검사 수치의 벽,
혈압 170으로 조절이 가능할까?

앞에서도 언급했듯이 필자의 총콜레스테롤 수치는 300mg/dL 정도입니다. 기준치(130~199mg/dL)를 한참이나 초과한 상태이지만, 필자는 내려야겠다는 생각이 전혀 없습니다. 오히려 이 정도 높은 수치가 딱 좋다고 생각합니다.

의사들은 흔히 "콜레스테롤 수치가 높으면 심장에 안 좋아요"라고 말하지만, "정말 심장에 안 좋아요? 콜레스테롤 수치를 높게 유지하면 무슨 일이 벌어지는 거죠?" 하고 물으면 아마도 대답이 궁해질 것입니다.

왜냐하면 콜레스테롤 수치가 어느 정도나 되어야 심근경색이 발생하는지와 관련된 상관관계가 아직까지 잘 알려지지 않았기 때문입니다.

'콜레스테롤 수치가 300~400이 되면 심근경색 위험도는 몇 퍼센트 높아진다'와 같은 조사가 실행되지 않았습니다. 즉 알 수 없다는 뜻입니다.

"알 수 없는 상황이라면 조금 높은 수준을 유지하는 것은 역시나 위험하죠"라고 말하는 의사도 있습니다. 하지만 필자는 낮췄을 때의 폐해가 너무나 명확하기 때문에 낮추지 않을 뿐입니다. 또한 필자는 정기적으로 MRI 검사를 통해 관상동맥 상태를 점검합니다. 그 결과 현재까지 심근경색의 우려는 없다는 사실 또한 알고 있습니다.

즉 심근경색의 위험만 제거하면 콜레스테롤 수치가 높았을 때의 단점이 없어집니다. 이 때문에 필자는 콜레스테롤 수치를 300 정도에서 유지해도 괜찮다고 자신 있게 주장하는 것입니다.

한편 혈압이나 혈당치, 중성지방 수치 등과 관련해서는 '너무 높음' 수준을 방치해서는 안 됩니다. 앞에서도 언급했듯이 중성지방 수치가 너무 높으면 급성 이자염의 위험도 높아진다는 사실을 알고 있습니다. 극심한 통증에 시달린다고 하니, 필자는 아픈 것은 딱 질색이라 그것을 피하고자 신중하게 조절하고 있습니다.

혈압, 혈당치, 중성지방 모두 '조금 높음' 수준을 유지하는 것이 좋다고 생각합니다. 그 이상으로 '위험 수준'이 되면 혈관에도 과도한 부하가 걸려 예상치 못한 병의 원인이 될지도 모르니까요.

덧붙여 필자의 경우를 알려드리겠습니다. 전에는 혈압이 220mmHG였는데, 지금은 그때그때 약을 먹고 170 정도에서 조절하고 있습니다. 단, 140까지 떨어지면 머리가 멍해지기 때문에 약을 줄입니다. 또 혈당치도 600mg/dL이었는데, 걷기와 스쿼트를 통해 300 이하로 낮추고, 이 수치를 넘겼을 때는 약을 복용하여 낮추고 있습니다. 중성지방은 600mg/dL 정도입니다.

필자의 경우 모든 수치가 기준치를 한참이나 웃돌지만, 필자 스스로는 이 정도 수치이니까 그나마 업무나 일상생활에서 쾌적하고 활동적인 나날을 보낼 수 있다고 생각합니다. 필자의 현재 수치를 기준치 수준까지 낮추면 필자의 즐거움이나 활력은 사라져버릴 것입니다. 스스로의 판단과 책임하에 필자는 이 높은 수치와 함께 생활하고 있는 셈입니다.

지방 생산력이 떨어지면
식사로 보충할 수밖에 없다

여러분 중에 '달걀에는 콜레스테롤이 많으니까 하루에 한 알' 또는 '고기의 비계 부분은 되도록 안 먹기' 식의 규칙을 정해 놓고 실천하는 분이 있을지도 모르겠습니다.

그런데 왜 그런 규칙을 정했을까요?

어쩌면 명확한 근거는 없었을지도 모릅니다. '왠지 그래야 할 것 같아서' 또는 '텔레비전에서 그런 얘기를 들은 것 같아서' 정도의 이유에서겠지요. 물론 그것이 나쁘다는 것은 아닙니다. 다만 정확한 사실을 알아두기는 해야 할 것 같습니다.

반복되는 이야기입니다만, 다시 한번 말씀드립니다.

음식으로 콜레스테롤을 줄이는 일은 거의 무의미합니다.

고기나 달걀 섭취를 줄여도 콜레스테롤 수치에는 거의 변화가 나타나지 않습니다. 먹고 싶은 것을 참아내는 눈물겨운 인내심에는 찬사를 보내겠지만, 콜레스테롤 수치는 내려가지 않습니다.

체내의 콜레스테롤은 80%가 간장에서 만들어집니다. 음식물을 통해 섭취되는 콜레스테롤은 하루에 0.3~0.5g 정도입니다. 즉 거의 없다시피 합니다. 먹고 싶은 것을 참아가며 콜레스테롤을 줄이려고 노력해도 혈중 콜레스테롤 수치에 변화가 나타나지 않는 것은 이 때문입니다.

그런데 필자가 이런 말을 하면 다음과 같은 반론이 제기됩니다.

"그렇다면 지금까지 당신이 말한 '고기를 먹어라', '지방을 섭취해라'도 아무 의미가 없는 게 아닌가요? 혈중 콜레스테롤 수치가 늘지 않는다고 했잖아요?"

역시나 날카로운 지적입니다. 그런데 필자가 고기를 먹으라고 권유한 데에는 분명한 이유가 있습니다.

그것은 콜레스테롤이라는 물질이 체내에서 부족할 때는 음식물로 보충할 수밖에 없기 때문입니다.

인간은 나이를 먹음에 따라 노화합니다. 간장의 기능도 떨어집니다. 그러면 콜레스테롤 생산량 또한 조금씩 줄어듭니다. 한편 나이가 들어감에 따라 세포는 쉽게 손상되기 때문에 회복이나 재생에 더 많은 자원이 필요합니다. 즉 고령이 될수록 콜레스테롤 소비량은 증가하는 셈이죠.

간장에서 만들어지는 콜레스테롤의 양은 줄어드는 반면, 필요한 양은 늘어만 갑니다. 이 상황을 개선하려면 음식물을 통해 섭취하는 수밖에 없습니다. 물론 음식물로 보충되는 양은 적지만 없는 것보다는 낫습니다.

필자의 상상입니다만, 세포 회복이나 몸의 기능을 유지하는 데에는 간장에서 생산한 콜레스테롤을 사용하고, 남성 호르몬이나 면역 세포를 강화하는 데에는 음식물로부터 섭취한 콜레스테롤을 사용한다는 느낌입니다. 물론 실제로 체내에서 이렇게 나누어 사용하는 건 아니지만요.

어쨌거나 노인이 되면 '활력의 근원이 되는 콜레스테롤'은 음식물을 통해 섭취하지 않는 한, 부족할 수밖에 없습니다. 고기, 생선, 달걀, 우유 등등. 100세를 넘긴 사람들이 장수하고 기운을 유지할 수 있었던 것도 젊은이들 이상으로 잘 먹었기 때문입니다. 당연하게도 이론보다는 증거가 답입니다.

당뇨병과 흡연이
혈관 염증과 동맥경화의 주범

여기까지 읽으면서 '어? 나쁜 콜레스테롤 이야기는 없네?' 하는 생각이 들지는 않았는지요? 사실 필자는 콜레스테롤에 좋은 것, 나쁜 것이 없다고 생각하기 때문에 굳이 나누어 설명하지는 않았습니다. 하지만 확실히 해두기 위해 간단한 설명은 해드리겠습니다.

콜레스테롤에는 LDL 콜레스테롤과 HDL 콜레스테롤이 있습니다.

LDL은 저밀도 지질 단백질로 'L'은 'Low(저밀도)'를 뜻합니다. 콜레스테롤은 간장에서 만들어지는데, 이것을 몸 구석구석으로 옮기는 역할을 합니다. 너무 많아지면 콜레스테롤이 혈관 벽에 잘 붙어 동맥경화를 일으키는 원인이 된다고 여겨집니다. 이런 이유 때문에 '나쁜 콜레스테롤'이라는 별명이 붙었습니다.

HDL은 고밀도 지질 단백질로 'H'는 'High(고밀도)'를 뜻합니다. HDL의 역할은 혈관 안의 남아도는 콜레스테롤을 수거하는 일입니다. 불필요한 콜레스테롤을 간장으로 회수하여 몸 밖으로 배출하기 때문에 동맥경화의 진행을 막는다고 알려져 있습니다. 이 때문에 '나쁜'에 반대되는 '좋은 콜레스테롤'이라고 일컬어집니다.

다만 이는 일반적인 해석이고, 요즘에는 LDL 콜레스테롤의 기능도 재평가되고 있습니다. 일각에서는 나쁜 콜레스테롤이 아니라고 주장하는 연구자도 있습니다. 원래 LDL 콜레스테롤이 동맥경화나 심근경색의 원인이라고 하는 것도 하나의 설일 뿐, 완전히 증명된 것은 아닙니다.

최근 연구에서는 동맥경화가 혈관의 염증 때문이라는 설이 유력합니다. 그리고 염증을 일으키는 위험 인자로 확실시되는 것이 당뇨병과 흡연입니다.

나중에 자세히 설명하겠지만 동맥경화는 노화와 함께 진행됩니다. 80세를 넘긴 노인들 대부분은 동맥경화가 진행되고 있습니다.

즉 동맥경화는 혈관 염증과 노화에 의해 진행되는데, LDL 콜레스테롤은 염증이 발생한 혈관을 회복시킨다고 주장하는 연구자도 있습니다. 화재 현장에 소방차와 소방관이 모여드는 것처럼 불타오르는 혈관에 LDL이 대거 몰려와 소방관 역할을 한다는 견해입니다.

아직 의학적인 결론이 나온 것은 아니지만, 만약 그것이 사실이라면 LDL 콜레스테롤은 나쁜 콜레스테롤이 아닌 셈입니다. 어쨌거나 앞에서 말한 대로 면역 세포와 성호르몬의 재료가 되는 것 또한 LDL 콜레스테롤이라는 사실도 염두에 두어야겠습니다.

기름기를 빼면
몸이 까슬까슬해진다

기름에 대해 설명하겠습니다.

예전에 필자가 진료한 환자의 사례입니다. 기침이 멈추지 않는다며 필자의 병원을 찾은 그 여성은 피부와 두발이 거칠었고, 얼핏 보기에 75세 정도로 보였습니다. 그런데 진료 기록지에는 64세로 적혀 있었습니다. 겉모습이 실제 나이보다 더 많아 보였던 것입니다. 자세한 이야기를 들어보니, '기름 빼기 다이어트'를 하고 있답니다. 미용 때문이냐고 묻자, 건강과 미용 때문인데, 텔레비전에서 기름기를 빼면 좋다고 방송한 것을 따라 했답니다. '기름 빼기 다이어트'가 유행하던 때의 이야기입니다.

이 여성뿐만 아니라 당시에는 비슷한 환자가 꽤 있었던 것 같습니다. 남녀 모두 공통적으로 나타난 것은 기름기가 쏙 빠진 듯 피부에 윤기나 탄력이 없는 점이었습니다. 증상은 조금씩 달랐는데, 여성 환자의 경우는 폐렴이었습니다. 개중에는 체지방 비율이 오히려 늘었다며 한탄하는 분도 있었습니다. 당시 필자는 기름 섭취를 줄인 폐해와 관련해 다시 한번 실감한 셈입니다.

체내에 지방을 대량으로 쌓아둔 상태는 결코 바람직한 것이 아닙니다. 하지만 적당량의 지방은 인간에게 꼭 필요합니다. 몸에 기운을 북돋고, 몸이 원활히 움직일 수 있도록 도와줍니다. 관절의 움직임도 부드럽게 해주고, 배변도 수월하게 해줍니다.

일상생활의 활력과 체력의 기폭제가 되기도 합니다. 문자 그대로 '윤활유'이기 때문에 부족해지면 몸의 원활한 움직임에 제동이 걸립니다.

어떤 지방을
얼마나 섭취해야 할까?

환자에게 지방과 관련된 이야기를 할 때면 흔히 다음과 같은 질문을 받습니다.

"어떤 지방이 좋을까요? 얼마나 섭취해야 할까요?"

질문에 대한 필자의 대답은 이렇습니다.

"어느 한 가지에 제한을 두지 말고 여러 가지 골고루 섭취하는 것이 좋아요. 하루 몇 밀리미터 식의 적당량이라는 것도 없습니다. 물론 넘쳐날 만큼 섭취할 사람은 없을 테고, 음식을 맛있게 먹을 수 있을 정도의 양이라면 좋겠네요."

지방과 관련해서는 몸에 좋은 지방과 몸에 안 좋은 지방으로 나뉘는 일이 많은데, 딱 잘라 말하기는 어렵다고 생각합니다. 어느 지방이든 좋은 면이 있는가 하면 나쁜 면도 있기 때문입니다.

예전에는 버터나 라드(돼지기름) 같은 동물성 지방의 안 좋은 면이 부각되어 식물성 기름이 몸에 좋다며 마가린이 각광받던 때도 있었습니다.

하지만 지금은 어떻습니까? 마가린이 몸에 안 좋다는 인식이 팽배해졌고, 반대로 동물성 지방의 좋은 점들이 재평가되고 있는 실정입니다.

따라서 유행에 휩쓸려 어느 한 가지에만 치우치지 말고 다양하게 섭취하는 것이 좋다고 필자는 생각합니다.

특히 고령이 되면 적극적으로 섭취할 것을 권장합니다. 콜레스테롤도 지방의 한 종류인데, 앞에서도 언급한 것처럼 나이를 먹을수록 체내에서 고갈되기 때문입니다. 그렇게 되면 윤기가 사라지고 기운도 없어질 뿐만 아니라 질병 저항력도 약해지는 몸이 되기 쉽습니다.

지방을 섭취하지 않으면
몸이 제대로 기능하지 못한다

필자는 여러 가지 지방을 가리지 말고 섭취하자고 했지만, 마가린은 잘 먹지 않습니다. 마가린에 함유된 트랜스 지방산 때문입니다.

트랜스 지방산은 식물성 기름을 가공해 식품으로 만드는 과정에서 수소를 첨가할 때 발생하는 지방산입니다. 동맥경화, 암, 뇌혈관 장애, 당뇨병, 알레르기, 치매 등 다양한 질병과의 관련성도 지적되었습니다. 이 때문에 심근경색이 많은 미국에서는 식품에 트랜스 지방산의 함유량 표시를 의무화하고 있습니다.

물론 이 상식 또한 언제 뒤집힐지 모르므로 확실하게 나쁘다고는 말하지 않겠습니다. 필자는 단순히 버터가 더 맛있기 때문에 버터를 선호할 뿐입니다.

다만 지방은 적극적으로 섭취하는 것이 좋다고 생각합니다. 어떤 지방을 섭취할 것인지도 신경 쓰이겠지만, 가장 큰 문제는 지방을 섭취하지 않는 것입니다.

지방 섭취량을 줄이면 체내의 지방을 제대로 태울 수 없습니다. 게다가 음식물을 통해 몸 밖으로부터 지방이 공급되지 않으면 체내에서는 당질로부터 지방을 만들어내기 시작합니다. 몸이 알아서 모자라는 지방을 보충하려 하기 때문입니다.

당질의 과다 섭취로 인해 혈액 속에 남아도는 포도당이 있으면 그것을 중성지방으로 바꾸어 체내에 저장해두는 구조입니다. 인간의 몸은 참으로 잘 만들어져 있어서 기아 상태가 되어도 살아남을 수 있도록 지방을 쌓아둡니다.

지방은 적당히 섭취하는 게 좋다

지방과 관련해서는 평소 환자들로부터 많은 질문을 받기 때문에 좀 더 설명해드리겠습니다.

식품에 함유되는 지방은 크게 나누어 포화 지방산과 불포화 지방산이 있습니다. 들어본 적은 있는 것 같은데, 무슨 뜻인지는 잘 모르실 수 있습니다.

포화(飽和)란 '꽉 들어찬 상태'이므로 굳기 쉬운 것이고, 불포화란 '비어 있는 상태'이므로 굳기 어려운 것이라고 생각하면 이해하기 쉽습니다.

포화 지방산을 함유한 유지(油脂)의 대표 격은 동물성 지방인 버터나 라드입니다.

불포화 지방산을 함유한 유지에는 샐러드유, 올리브유, 생선의 지방인 DHA나 EPA 등이 있습니다.

조금만 더 자세히 설명하겠습니다.

불포화 지방산은 오메가3, 오메가6, 오메가9으로 분류할 수 있습니다. 3·6·9로 외워두면 좋겠네요.

각각의 특징을 열거해보겠습니다.

[오메가3] 생선의 지방인 DHA나 EPA, 들깨 기름, 참기름, 아마인유

혈액 순환을 좋게 하고 세포를 활성화시키며 지방의 연소를 돕습니다. 혈관에 탄력을 주고 심근경색 예방에 좋습니다.

들깨 기름, 참기름, 아마인유는 알파 리놀렌산(α-linolenic acid)이라고 불립니다. 가열하면 파괴되기 때문에 샐러드의 드레싱 등에 사용하면 좋습니다.

[오메가6] 샐러드유, 참기름, 콩기름, 옥수수유

감마 리놀렌산(γ-linolenic acid), 아라키돈산(arachidonic acid)이 함유되어 있습니다.

신경 세포나 면역 세포의 재료가 되거나 그 기능을 돕습니다. 세포의 염증도 억제합니다.

다만 과다 섭취할 경우 오메가3의 기능을 방해하거나 관절염, 천식 등의 염증 질환을 일으키는 원인이 되는 단점도 있습니다.

[오메가9] 올리브유, 카놀라유, 미강유, 소기름

지방산, 올레인산(oleic acid)이 함유되어 있습니다.

세포의 염증을 억제하고, 몸의 산화를 방지하며, 체내에 남아도는 지방을 연소시킵니다.

엑스트라 버진 올리브유는 산화가 잘 안 되기 때문에 체내 콜레스테롤을 조정하고 동맥경화, 고혈압, 심질환 예방에 좋다고 알려져 있습니다.

이상으로 간단히 정리해보았습니다. 세 가지 모두 적당히 섭취하는 것이 이상적이라고 생각합니다. 한 술 두 술 하는 식으로 정확히 양을 재서 드시는 게 아니라 그야말로 대충 적당한 정도라고 생각하시면 됩니다.

성격이 진지하고 꼼꼼한 사람들은 올리브유가 좋다고 하면 오로지 그것만 먹거나 심한 경우 들고 마실 기세로 달려드는 경우도 있습니다. 과유불급입니다. 또 반대로 기름은 안 된다고 하면 단번에 끊어버리는 사람도 있는데, 이 또한 지나친 행위입니다.

적당히, 대충! 음식이 맛있어 보인다면 맛있는 만큼 드시는
게 가장 좋습니다.

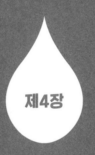

제4장

의사와 약에
내 몸을 맡기지 말자

콜레스테롤을 낮추는 약은
먹을 필요가 없다

이번 제4장에서는 콜레스테롤과 지방에 얽힌 '약과 의료의 문제점'을 이야기해볼까 합니다.

먼저 콜레스테롤을 낮추는 약에 관한 이야기부터 시작하겠습니다.

검사 수치를 확인한 의사로부터 "콜레스테롤 수치가 높네요. 약을 드시는 게 좋겠어요"라는 말을 들은 분이 많을 것입니다. 그런데 여기서 확실하게 말씀드립니다.

약은 먹을 필요가 없습니다.

특히 노인들에게 약을 써서 콜레스테롤 수치를 낮추는 행위는 백해무익합니다.

물론 젊은 세대나 지질 이상 증세 진단을 받은 경우는 예외입니다. 하지만 단순히 검사 수치만 보고 수치가 높다는 이유로 약을 먹게 하는 것은 오히려 수명을 단축시키는 행위라고까지 말하고 싶습니다.

의사가 "높은 콜레스테롤 수치를 이대로 방치하면 동맥경화에 걸려요"라고 말했다고 합시다. 그 말을 듣고 약을 써서 수치를 낮추면 동맥경화에 걸리지 않을까요? 사실은 그렇지도 않습니다.

왜냐하면 동맥경화의 가장 큰 원인은 나이를 먹는 데 있기 때문입니다.

나이를 먹으면 누구라도 동맥경화가 진행됩니다. 많은 경우 50대, 60대부터 조금씩 진행되기 시작해 70대가 되면 대부분의 사람이 상당히 진행된 상태에 이릅니다. 더 나아가 80대가 되면 거의 모든 사람이 완성 단계에 이릅니다.

아무리 규칙적이고 건강에 좋은 생활 습관을 유지한다 해도 노화에 따른 동맥경화의 진행을 막을 방법은 없습니다. 약을 먹어도 멈추게 할 수 없습니다. 콜레스테롤 수치를 낮출수는 있지만 동맥경화는 막을 수 없다는 뜻입니다.

그래도 약을 먹겠습니까? 고령기에 접어든 분들이라면 생각해볼 문제입니다.

필자는 환자분들께 다음과 같은 말을 자주 들려줍니다.

"고령이 되어 동맥경화 걱정 때문에 약을 먹는 행위는 나이를 먹어서 생긴 얼굴의 주름을 펴보겠다고 '주름 방지 크림'을 바르는 것과 같습니다."

미묘한 효과가 있을지는 모르겠지만, 아마도 별다른 변화는 없을 겁니다.

젊은이와 중년은 심근경색이 적다

젊은이나 중년층은 어떻게 해야 할까요?

젊은이는 그대로 두어도 기본적으로 면역력이 있고 활력도 있습니다. 체내에서 콜레스테롤을 생산하는 기능도 원활합니다.

음식을 통해 흡수되는 콜레스테롤 양은 젊은이나 중년층이나 크게 다르지 않습니다. 따라서 젊은이의 혈중 콜레스테롤 수치가 높다면 무언가 원인이 있을 수 있으니 약 복용을 고민해봐도 좋습니다. 젊은이에게 동맥경화나 심근경색은 큰 위험 요소이기 때문입니다.

좀 더 덧붙이자면 30~40대에는 심근경색이 적습니다. 따라서 수치가 그리 높지 않다면 동맥경화에 신경을 곤두세울 필요는 없다고 생각합니다.

50~60대부터는 동맥경화가 조금씩 진행됩니다. 따라서 50대 후반부터는 콜레스테롤 수치가 조금 높아도 괜찮다고 생각합니다. 개인차가 있기 때문에 완전히 단언할 수는 없지만 말입니다.

젊을 때는 '빼기 의료', 나이가 들면 '더하기 의료'입니다.

젊은 나이에는 몸에서 남아도는 것을 덜어내도 괜찮지만, 나이가 들면 몸에 부족한 것은 꼭 채워 넣자는 것이 필자의 생각입니다.

프렌치 패러독스에 주목!

필자가 자주 예로 드는 이야기 중에 '프렌치 패러독스(French paradox)'가 있습니다. 간단히 설명하면 이렇습니다.

미국, 영국, 독일에서는 많은 사람이 심근경색으로 사망합니다. 고기를 먹어서 콜레스테롤 수치가 높기 때문이라는 이유가 딸려 있습니다. 그런데 고기도 많이 먹고 콜레스테롤 수치도 높은 프랑스나 이탈리아에서는 심근경색 때문에 사망하는 이가 적습니다. 미국의 3분의 1이나 2분의 1에 그쳐 아주 적습니다. 이 모순을 프렌치 패러독스라고 합니다.

왜 이런 모순이 생겨났는지와 관련해 전 세계적으로 논의가 벌어졌습니다.

유력한 설로 주목받은 것이 '적포도주에 함유된 폴리페놀의 항산화 작용이 심근경색을 억제하는 건 아닐까?'입니다. 프랑스나 이탈리아에서는 와인을 많이 마시기 때문에 인과관계로서 추론된 셈이겠죠. 일본에서도 적포도주 붐이 일어났는데, 위와 같은 주장이 계기가 되었다고 합니다.

그 외에도 '어패류의 지방(DHA나 EPA)이 좋게 작용한 것은 아닐까?' 하는 주장도 있었지만, 이 패러독스가 완벽하게 설명된 것은 아닙니다.

즉 심근경색의 '진범'과 관련해서는 아직 속 시원하게 알려진 바가 없고, 따라서 심근경색을 억제하는 것이 무엇인지도 잘 모르는 실정입니다. 추측의 영역을 벗어나지 못한 셈입니다. 그럼에도 불구하고 콜레스테롤이나 지방이 의심을 받고 있으며, 일본에서는 아직까지도 나쁜 이미지로 남아 있습니다. 세계적으로는 재평가되고 있지만, 일본은 뒤처져 있는 셈입니다.

여성에게 지질 저하제를
사용하는 건 일본뿐!

콜레스테롤과 관련된 '상식의 파괴'는 지질 저하제 사용과 관련된 실태에서도 엿볼 수 있습니다.

중노년층 여성 중에는 콜레스테롤 수치를 낮추기 위한 약을 처방받는 사람이 많습니다. 하지만 여성에게 콜레스테롤 수치를 낮추기 위해 약을 처방하는 나라는 일본뿐입니다. 서양에서는 여성에게 지질 저하제 관련 약품을 처방하지 않습니다. 심지어 당뇨병이라도 약을 써서 낮추는 경우는 거의 없습니다.

왜일까요? 복용할 필요가 없기 때문입니다.

원래 여성은 남성에 비해 콜레스테롤 수치가 높은데, 심근경색에 걸리는 사람은 적습니다. 그 비율은 남성의 3분의 1에서 5분의 1 정도입니다.

여성이 폐경을 맞으면 여성 호르몬 분비량이 줄기 때문에 콜레스테롤 수치가 조금씩 높아지는 경향을 보입니다. 몸을 지키려는 자연스러운 반응으로, 콜레스테롤 수치가 높아지는 것 또한 당연한 일입니다. 따라서 서양에서는 그냥 내버려둡니다.

그런데 일본에서는 '높은 콜레스테롤 수치＝병'으로 진단됩니다. 그러고는 곧바로 약이 처방됩니다.

게다가 일본은 서양보다 기준치가 낮게 설정되어 있습니다. 많은 사람이 환자로 판정받아 약을 먹고 있는 실정이니 큰일이 아닐 수 없습니다.

콜레스테롤을 낮추면 어떻게 되는지 지금까지 속속들이 공개했습니다. 사망률이 높아지고, 암으로 세상을 떠나는 사람도 많아집니다.

굳이 낮출 필요가 없는 콜레스테롤을 무리하게 약을 써서 낮춥니다. 먹을 필요가 없는 약을 먹게 함으로써 오히려 암이나 조기 사망의 위험성을 높입니다. 이런 현실을 여성 여러분들은 어떻게 생각할까요? 그리고 그 가족분들은 또 어떻게 생각할까요?

　필자는 너무나 무서운 일이라고 생각합니다. 그렇기 때문에 비난받을 각오로 이처럼 힘주어 주장하는 것입니다.

건강은 정말 수치로 결정될까?

건강이란 무엇일까요? 건강한 신체란 어떤 상태를 말하는 걸까요?

필자는 자신의 몸이 건강하고 즐겁게 살아갈 수 있는 상태라고 생각합니다. 가끔씩은 안 좋은 날도 있겠죠. 머리가 아프다거나 콧물이 난다거나 어깨가 결린다거나 하는 식으로요. 나이를 먹으면 컨디션이 안 좋은 날도 많아집니다. 하지만 어쩔 수 없는 일이라고 생각합니다.

그러나 아침에 잠에서 깨어 일어날 수 있고, 밥을 맛있게 먹을 수 있고, 일할 수 있고, 누군가와 이야기를 나눌 수 있고, 웃고 기뻐하며 때로는 슬픔에 눈물을 흘리거나 화를 내기도 하는 그런 일상을 보낼 수 있다면 건강한 것 아닐까요? 적어도 필자는 그렇게 생각합니다.

그런데 지금의 의료계에서는 '건강'을 단순히 검사 수치로 판단하는 것이 되고 말았습니다. 기준치 범위 안에 들어 있으면 '건강'이고, 범위를 벗어나면 '병'이라고 말입니다. 하지만 필자는 숫자만으로 판단하는 것은 올바르지 않다고 생각합니다.

심한 경우, 몸의 이상을 호소하는 환자에게 의사는 검사 수치만 보고 "아무 이상 없어요. 괜찮습니다"라고 말하는 경우도 있다고 합니다. 환자는 힘들고 괴로워서 병원을 찾았는데, 이야기도 들어주지 않고 촉진도 하지 않으면서 원인을 찾으려는 노력도 없이 진찰을 끝냅니다. 이것을 과연 의료 행위라고 할 수 있을까요? 필자는 이상한 일이라고 생각합니다.

하지만 이런 의료 행위가 버젓이 이루어지고 있습니다.

여러분은 '기준치'라는 것이 어떻게 정해지는지 아시나요? 사실은 그 방식이 꽤나 의문스럽습니다. 건강하다고 생각되는 사람을 추려 그들의 수치를 조사한 후, 그중 95%에 해당하는 데이터에서 산출합니다. 그러니까 기준치란 절대적인 것이 아니라 추려낸 사람에 따라 달라집니다. 학계에 따라 다르고, 같은 학계 안에서도 빈번히 바뀝니다. 게다가 일본의 기준치는 서양의 기준치보다 매우 낮게 설정되어 있습니다.

좀 더 핵심을 찌르자면 검사에서 '병'으로 판명되는 사람이 늘어날수록 약은 더 많이 팔리는 법입니다. 그런 사악한 마음을 가진 사람은 없을 것이라 믿고 싶지만, 진실은 신만이 알고 계시겠죠.

따라서 너무 기준치만 따르려고 애쓸 필요는 없습니다. 필자가 기준치에서 조금 높은 정도가 좋다고 반복하여 주장하는 이유는 위와 같은 상황을 알기 때문입니다. 실제 의료 현장에서 고령의 환자를 지속적으로 진찰하고 '나이가 들면 이렇게 된다'는 '건강의 답안지'를 가지고 있기 때문에 진실을 말할 수 있는 것입니다.

지질 저하제의 심각한 부작용

콜레스테롤을 낮추는 약과 관련해 이야기했습니다. 이어 그 부작용에 관해서도 언급하지 않을 수 없겠지요.

여러분 중에 실제로 약을 복용하는 분이 있다면, 그 약의 부작용에 대해 의사로부터 자세한 설명을 들었습니까?

실제로는 약의 부작용도 모른 채, 또는 부작용에 시달리면서 계속 복용하는 사람이 적지 않습니다.

대부분의 지질 저하제에는 스타틴 계열 약제가 사용됩니다. 스타틴 계열은 콜레스테롤 등의 지질 이상 현상을 개선하고 심근경색의 위험을 줄이는 것으로 알려져 있습니다. 실제로 유효한 데이터도 있습니다. 그런데 부작용이 많은 것 또한 사실입니다. 이와 관련해서는 다수의 의사가 지적합니다.

환자들이 자주 호소하는 것은 근육계 이상 현상입니다. 심각한 어깨 결림, 전신 근육 통증, 근력 저하 등 괴로운 증상이 나타납니다.

근육계 부작용 중에서도 특히 중요한 것이 '횡문근 융해증(橫紋筋融解症, rhabdomyolysis)'입니다. 한자 표기대로 근육이 녹아버리는 병입니다.

이 정도로까지 심해지는 사람은 적겠지만, 근육통은 지질저하제를 복용하는 환자들이 실제로 겪고 있는 아픔입니다.

공포를 동반하는 지질 저하제

횡문근 융해증은 어떻게 근육을 녹일까요?

스타틴이 기능하는 방식과 더불어 설명하겠습니다.

콜레스테롤이 간장에서 만들어지는 것은 앞에서 설명했습니다. 스타틴은 바로 이 간장에 영향을 주어 콜레스테롤의 생산을 방해합니다. 이 때문에 콜레스테롤 수치가 떨어지는 것입니다.

하지만 이렇게 되면 지방이 에너지를 만드는 기능 또한 멈춥니다. 그로 인해 에너지가 부족해지고 이를 보충하기 위해 근육에 있는 단백질을 녹여 사용합니다. 이것이 바로 횡문근 융해증입니다.

근육이 녹는 과정에서 통증이 나타납니다. 처음에는 심한 근육통 정도의 증상만 나타나는데, 시간이 조금 지나면 갈색 소변이 나옵니다. 증상이 더 심해지면 몸에서 힘이 없어집니다. 근육량이 줄어들어서입니다. 이 때문에 서거나 걷거나 손을 움직이기가 힘들어지고, 급기야 일상생활에 지장을 초래합니다.

스타틴의 부작용은 이뿐만이 아닙니다. 간 기능 장애, 황달(피부나 눈의 흰자위가 짙은 갈색으로 변하고, 통증과 열이 발생함), 혈소판 감소 등이 나타납니다.

또한 콜레스테롤이 부족하면 다양한 장애가 나타납니다. 예를 들면 의욕 저하, 피로, 나른함, 집중력 저하, 기억력 저하, 수면 장애, 성기능 저하(발기 부전 포함) 등입니다.

물론 앞에서도 언급한 것처럼 사망률이나 암 발생 위험도 올라가고, 우울증 또는 치매 증상이 나타나거나 악화됩니다. 즉 병을 이겨내기 힘든 '유리 몸'이 되는 것입니다.

스타틴의 장점과 꼭 주의해야 할 점

어떤 약이든 부작용은 있게 마련입니다. 이는 누구나 아는 사실이죠. 스타틴만이 예외가 아니기 때문에 스타틴을 나쁘게 포장할 마음은 없습니다.

실제로 콜레스테롤 수치가 허용 범위를 벗어나 너무 높은 사람이나 심장에 병을 가진 사람, 심근경색 발생 위험이 높은 사람, 가족성 고콜레스테롤 혈증을 가진 사람 등은 이 약의 도움을 많이 받는 것도 사실입니다.

그렇기 때문에 더더욱 안이하게 복용해서는 안 된다고 생각합니다.

검사 수치만 보고 "콜레스테롤 수치가 높네요. 약을 드셔야겠어요"라는 말에 "네, 그렇군요" 하는 식으로 섣불리 복용하는 일은 피하는 것이 좋겠다는 생각입니다.

복용할 거라면 최소한 부작용에 관한 설명이라도 들었으면 합니다. 아니면 스스로 조사해보세요.

약 복용을 통해 무엇을 얻을 수 있고 무엇을 잃을 수 있는지 미리 파악하세요. 그리고 생각해보세요. 자신의 일상이 어떻게 바뀔지, 앞으로의 인생을 어떻게 살고 싶은지를 떠올려 보세요.

자신의 머리로 생각하는 것이 중요합니다. 의사가 말하는 대로 약을 먹는다면, 그것이 당신의 생활과 인생을 바꾸어놓을 수도 있기 때문입니다.

만약 여러분이 이 책을 읽고 약 복용에 의문이 들었다면 담당 의사와 상담해보기를 권합니다.

"이런 의사가 하는 말은 믿으면 안 됩니다"라거나 "이런 책은 엉터리예요"라는 즉답이 돌아온다면, 그 약은 안 먹는 것이 좋겠다는 생각입니다. 왜냐하면 그 의사는 당신을 위하는 진정한 마음이 없기 때문입니다.

앞에서 언급했듯이 의학에서 절대적이라는 것은 없습니다. 그리고 상식은 바뀌어왔습니다. 이 때문에 의사는 겸허하게 자신의 의료 행위를 돌아보고, 환자의 의견에 귀 기울여야 합니다.

　병든 환자의 마음은 불안으로 가득합니다. 그런 환자의 마음을 살피고 몸을 진단하여 괴로움과 통증을 없애주는 일이 의사의 역할입니다. 그런데도 환자의 말에 귀 기울이지 않고 자신만이 옳다며 권위를 앞세우는 의사는 믿을 수 없습니다. 필자는 그런 의사를 보면 진심으로 화가 납니다.

몸 전체가 아닌
전문 분야만 진료하는 의료의 폐해

필자도 의사이지만, 일본의 의료는 많은 문제점을 안고 있다고 생각합니다. 일종의 풀어야 할 과제라고 해도 좋겠습니다. 지금부터는 그런 이야기를 해보려고 합니다.

여러분과도 관련 있는 문제이니, 함께 생각해보면 좋겠습니다.

먼저 네 가지의 큰 문제점이 있습니다.

첫 번째는 종합 진료 및 종합 진료적인 발상이 부족하다는 점입니다.

아시는 바와 같이 지금의 의료계는 '장기별 진료(藏器別診療)'가 주류입니다. 순환기 의사는 순환기만, 소화기 내과는 소화기만 진료합니다. 어떤 문제가 있을까요?

예를 들어 이 책에서 언급했듯이 콜레스테롤 수치가 높으면 암에 잘 안 걸리고 면역력이 높아진다고 해도 소화기 내과 의사나 호흡기 내과 의사는 그 사실을 모릅니다. 암과 관련해서도 장기마다 원인 물질을 달리 정합니다. 폐암이라면 담배, 위암이라면 파일로리(pylori)균 하는 식으로 각각의 원인을 특정하고 개별적으로 치료하려고 합니다.

콜레스테롤 역시 마찬가지입니다. 심근경색을 일으키기 쉽다며 순환기 내과에서는 LDL 콜레스테롤을 '나쁜 것'으로 규정했습니다. 하지만 이를 줄이면 암 발생률이 높아진다고는 여기지 않습니다. 장기별 진료에서는 가장 기본 원칙인 '면역력 향상'이라는 발상 자체를 하지 않기 때문입니다.

필자는 노인 의료가 전문이어서 위와 같은 풍조에는 특히나 위기감을 느껴왔습니다. 전체 인구가 고령화 체제로 넘어오고 있는 지금, 장기별 진료로는 충족시키지 못하는 부분이 있기 때문입니다. 예를 들면 마음의 건강, 면역, 영양 등 '건강의 기본 원칙'에도 의료의 손길은 미치지 못합니다.

또한 장기별 진료에서는 각각의 과에서 약을 처방합니다. 한 군데가 아니라 몸 여기저기에서 병이 발생하는 노인들은 그만큼 많은 약을 처방받습니다. 한 과에서 세 가지 약을 처방받고 세 과에 걸쳐 진료를 받는다면 아홉 가지 약을 복용하는 셈입니다. 그렇게 많은 약을 계속 복용하면 몸은 난처한 지경에 빠지고 맙니다.

이런 이유 때문에 장기별 진료가 아니라 종합 진료로 바꾸자고 계속해서 주장하는 것입니다. 하지만 필자의 의견을 인정하는 사람은 있어도 좀처럼 실행되지는 않습니다.

대학의사협회에도 '종합진료과'가 늘고 있긴 하지만 주류로 볼 수는 없고, 어떤 면에서는 생색내기 정도밖에 안 된다는 인상을 지울 수 없습니다.

바이러스와의 전쟁은
면역력 증대가 필수

두 번째 큰 문제점은 면역학을 경시하는 풍조입니다.

아시는 바와 같이 일본인의 사망 원인 1위는 암입니다. 5위가 폐렴, 6위가 오연성(誤嚥性) 폐렴. 이 셋을 합치면 35% 정도입니다.

많은 사람이 암과 감염증으로 사망합니다. 이 때문에 반드시 면역을 중시해야 하는데, 실상은 그렇지 않습니다. 왜 그럴까요?

과거 뇌졸중에 의한 사망률이 높은 시기에는 혈압을 중시했습니다. 그런데 지금은 암이나 감염증에 대항해야 하기 때문에 면역력을 중시해야겠지요.

팬데믹을 몰고 온 코로나 사태 때조차 면역이라는 관점과는 많이 멀어져 있었습니다. 신종 코로나로 인해 7만 명 이상이 사망에 이르렀고, 감염학자들은 그렇게나 자주 텔레비전에 출연해 의견을 내놓으면서도 면역을 언급하는 사람은 거의 없었습니다. 바이러스에 몸을 상하지 않기 위해서는 먼저 면역력을 길러두어야 한다는 사실은 기본 중의 기본입니다.

든든히 먹고 대비하자거나, 밖에 나가기가 겁난다면 집 안에서라도 괜찮으니까 운동할 것을 조언했어야 한다고 생각합니다. 그런데도 기껏 한다는 소리가 '거리 두기를 실천하자', '외출을 자제하자', '마스크를 착용하자'였죠. 집 안에 틀어박혀 움직이지 않으면 몸은 약해지고 식욕 또한 떨어집니다. 면역이 약해지는 것은 당연한 이치입니다.

감염증 학자이므로 그런 당연한 것쯤은 다 알고 있을 터인데 아무 말도 하지 않았습니다. 필자는 '얼마나 많은 노인을 죽음으로 내몰 참인가?' 하는 생각마저 들 정도였습니다.

그 분노를 집필에 쏟아 《80세의 벽》이라는 책을 썼고, 문제점을 지적하면서 노인분들이 건강하게 살아주기를 바랐던 것입니다. 노인분들에게 꼭 필요한 정보를 앞으로도 계속해서 제공할 생각입니다.

면역학을 경시하면
체력 약한 노인들이 피해를 본다

신종 코로나뿐만 아니라 사실은 매년 감기로 인해 많은 이가 사망에 이릅니다. 물론 이들의 직접적인 사망 원인이 감기로 명명되지는 않습니다. 감기가 폐렴으로 악화되는 예는 많습니다. 사망 원인 5위인 폐렴에는 감기에서 악화된 경우도 많이 포함되어 있는 셈입니다.

지금은 사망 원인이 폐렴과 오연성 폐렴으로 나뉘지만, 얼마 전까지만 해도 폐렴 단독으로 처리하여 사망 원인 3위였습니다. 이는 감기를 가볍게 봐서는 안 된다는 뜻이며, 면역을 중시하라는 뜻이기도 합니다.

코로나 사태 이전에는 꽤 많은 사람이 인플루엔자로 사망

했습니다. 최근 10년간 평균을 봐도 인플루엔자가 직접적인 원인이 되어 사망한 사람은 연간 1,700여 명이었습니다. 2차 감염이나 지병의 악화, 미진료, 백신 부작용 등의 '인플루엔자 관련사(關聯死)'까지 포함하면 연간 8,000명 가까운 사람이 사망에 이른다고 합니다.

그 때문인지 코로나 전까지는 겨울이 되면 비타민 C를 섭취하자거나, 되도록 영양을 보충하자거나, 가벼운 운동을 하자는 등 국민의 면역력 향상을 위한 계몽이 어느 정도 이루어져왔다고 생각합니다.

그런데 코로나 사태를 경계로 국민을 향한 이런 계몽조차 모습을 감추었습니다. 감염병 학자들도 당장 눈에 보이지 않게 된 바이러스를 두고 본분을 잊어버린 것이겠죠. 가장 중요하게 여겨온 '바이러스에 대항할 수 있는 튼튼한 몸을 만들자'고 크게 외쳐야 했지만, 그러지 않은 것은 참으로 유감스러운 일입니다. 만약 그 본분에 충실했다면 목숨을 잃지 않은 사람도 있었을지 모를 일입니다.

덧붙이자면 백신을 접종해도 충분한 면역력이 없으면 항체를 만들어내지 못합니다. 이 때문에 백신을 맞고도 많은 사람이 목숨을 잃었습니다.

저출산 대책에는 영양학이 유효하다

세 번째 큰 문제점은 영양학을 경시하는 풍조입니다.

일본에서는 지금까지 심근경색이 사망 원인 1위였던 적은 없습니다. 한편 미국은 심근경색으로 죽는 나라입니다. 이런 미국발 콜레스테롤 해악설을 우리가 아무 분석도 없이 받아들인 것은 참으로 유감스러운 일입니다.

여러 번 반복한 이야기지만, 일본인의 이상하리만치 살을 빼고 싶어 하는 경향 또한 콜레스테롤 해악설에 큰 영향을 미치고 있는 것 같습니다.

생활이 서구화되면서 심근경색의 위험성을 강조하며 살을 빼라거나 콜레스테롤을 줄이라더니 결국에는 아직 충분한 영양 상태에 도달하지 않은 시점에서 영양 부족 상태에 빠지도록 정책을 펼쳐온 셈입니다.

극단적인 표현을 빌리자면, 영양실조에 걸린 아이에게 살을 빼라고 위협한 꼴입니다. 실로 무서운 일이 아닐 수 없습니다. 튼튼하고 건강한 몸을 만들어야 할 사춘기 아이들에게 다이어트를 권장합니다. 수십 년 앞을 내다보는 장기적인 안목으로 보자면 범죄라고 해도 과언이 아닐 지경입니다.

저출산을 한탄하기보다는 먼저 몸을 튼튼하게 하는 일부터 생각하는 것이 근본적인 해결책일지 모릅니다. 육아 지원 사업으로 경제적 지원을 하는 것도 좋은 일이지만, 그보다는 잘 먹고 충분한 영양을 섭취하여 건강하고 강인한 심신을 만드는 일이 기본이라고 생각합니다.

정치뿐만 아니라 의학이 영양학적 측면을 이끌어야 합니다. 검사 수치에서 초과된 부분만 문제시하지 말고 부족한 부분의 무서움과 관련해서도 확실하게 알려주어야 합니다. 여기에 더해 과연 기준치라는 것이 정말로 적정하게 책정된 것인지도 살펴보아야 합니다.

필자가 느끼기에 지금의 의료는 인간을 진심으로 대하지 않는 것 같습니다. 실험 쥐를 이용해 얻는 결과나 이론도 중요하지만, 그보다는 인간 자체와 마주하여 실제 상황을 살펴보는 것도 중요합니다. 실생활과 인생을 고려하는 것이 중요합니다. 그것이 바로 의료의 본질이라고 생각합니다.

영양학 경시 풍조는
1800년대 말부터 있었다

일본의 의사들이 영양학을 경시하는 경향은 최근에 시작된 일이 아닙니다. 이미 1800년대 후반부터 있었다고 할 수 있습니다. 단편소설 〈무희(舞姬)〉를 쓴 모리 오가이라는 사람이 있습니다. 문호로 알려져 있죠. 그런데 이 사람은 의사이기도 했습니다. 육군 군의총감을 지냈죠. 도쿄대학교 출신의 엘리트로, 의학을 배우러 독일로 유학까지 다녀왔습니다. 〈무희〉 속에도 유학 시절의 상황이 묘사되어 있습니다.

여기에서는 문인이 아니라 의사로서의 모리 오가이(본명은 모리 린타로)에 조명을 비추어보겠습니다. 당시 일본 육군은 각기병(脚氣病, beriberi) 때문에 힘을 못 쓰고 픽픽 쓰러지는 사람이 많았습니다. 각기병으로 사망한 병사가 약 3만 명에 이른 다는 보고도 있었습니다.

군의부장이었던 모리 린타로는 '각기병의 원인은 세균이기 때문에 손쓸 방법이 없다'고 결론 내렸습니다. 사실은 군대의 식사를 현미에서 백미로 바꾼 결과, 비타민이 부족해져서 각기병이 생긴 것인데, 자기의 원래 주장을 철회할 생각이 없었던 것입니다. 의사로서의 잘못을 인정하고 싶지 않았던 것이겠죠.

한편 해군에서는 각기병으로 사망한 병사가 세 명에 불과했습니다. 다카키 가네히로라는 군의관이 육식을 밀어붙인 덕분입니다. 당시 일본에서는 고기를 먹는 습관이 없었지만, 이 군의관은 어떻게든 고기를 먹여 영양을 보충하려고 애썼습니다. 그 결과 카레에 고기를 넣으면 좋겠다는 생각을 했습니다. 그 유명한 '요코스카 해군 카레'는 이 군의관이 원조인 셈입니다. 일본인이 카레를 좋아하게 된 것도 사실 이 시기부터였습니다.

가네히로는 어려운 환경에서 공부한 사람으로 나중에 지케이의대(慈惠醫大)를 설립했는데, 선견지명이 있었습니다. 하지만 엘리트 의식이 강했던 모리 린타로는 가네히로를 업신

여겨 그의 조언을 듣지 않았습니다. 그 결과 수많은 군인이 목숨을 잃고 말았습니다. 그리고 이런 풍조는 아직까지도 이어지고 있습니다.

사실 일본의 영양학 수준은 결코 낮지 않았습니다. 러일전쟁이 끝난 6년 후에는 스즈키 우메타로라는 농예화학자이자 영양화학자가 비타민 B(항각기병 인자)를 발견했습니다. 면역학 분야에서도 일본인이 '제어성 T 세포(suppressor T cell)'의 기능을 발견했습니다. 'NK 세포(Natural Killer cell)'를 발견한 것도 일본인입니다. 일본은 면역학과 영양학 두 분야에서 모두 세계 톱 레벨인데도 이 나라의 의사들은 이에 대한 연구를 하지 않습니다.

면역학은 의과대학에서 배웁니다. 그러나 영양학을 가르치는 곳은 거의 없습니다. 치료와 의약만이 의학이라 생각하기 때문입니다. 참 유감스럽게도 그 폐해를 뒤집어쓰는 것은 국민 여러분인 셈입니다.

대학병원에
'종합진료과'와 '노인과'를 만들자

고령화가 진행됨에 따라 종합 진료의 필요성이 점점 커지고 있습니다. 이에 부합하기 위해서는 '종합 진료가 가능한 의사 양성'이 필수 조건이라고 생각합니다.

마음의 의료나 면역학, 영양학, 노인 의학 등에 능통한 의사가 필요합니다. 이 책에서는 시바타 히로시 박사의 실태 연구 등을 소개했는데, 바로 이 시바타 박사가 노인 의학의 선구자라고 할 수 있습니다.

하지만 지금의 의학계는 역시나 〈하얀 거탑〉(의학계의 부패상을 날카롭게 조명한 사회 고발적 장편소설로, 한일 양국에서 드라마화했다-옮긴이) 그대로입니다. 예를 들면 교수 선발 등에서 정신과

요법 전문가가 교수로 선발되는 일은 일단 없습니다. 대학병원에 '노인과'가 생기더라도 노인들을 진찰한 적도 없는 순환기 의사에게 맡겨집니다. 사정이 이렇다 보니 노인과는 이렇다 할 역할도 해내지 못한 채 사라지고 맙니다. 일본 내에는 82개의 의과대학이 있는데, 현재 노인 의학을 다루는 대학은 예전의 절반인 10개 정도일 겁니다.

초고령 사회인 현재 노인들의 치매나 우울증은 너무 많은데, 정신과나 심리학을 배운 사람이 노인과에 오지 않습니다. 이 때문에 노인들은 젊은 사람에게 맞춰진 치료를 받을 수밖에 없습니다.

게다가 치료 모델 자체가 젊은 사람에게 맞춰진 탓에 영양이나 면역의 기준이 노인들과는 많이 다릅니다. '이상하네? 뭔가 다른 것 같은데?' 하는 생각이 들어도 이를 바로잡아줄 정신과 의사나 노년과 의사가 없습니다. 상황이 이러니 노인들만 불쌍할 따름입니다.

이처럼 안 좋은 상황을 바꾸려면 미력하나마 필자처럼 유불리를 개의치 않고 행동하는 사람이 말해줄 수밖에 없습니다. 그런데 한 가지 걱정이 있습니다. 82개 모든 의과대학에서 입시 면접을 실시합니다. 필자의 아이가 점수는 되는

데, 면접에서 떨어질지도 모릅니다. 비판하는 의사가 없습니다. 이에 대해 여러분 한 사람 한 사람이 의료와 관련한 의문을 의사들에게 따져보면 어떨까요? 그렇게 해서 의학이 노인들에게도 눈을 돌리도록 조금씩 바꾸어가는 방법밖에 없다고 필자는 생각합니다.

자기 인생은 본인 하기 나름

"콜레스테롤은 높은 것이 좋다. 약간 살찐 편이 장수한다. 고기를 많이 먹자."

필자가 지금까지 외쳐온 말들입니다. 물론 여기에는 개인차가 있습니다.

예를 들면 필자의 어머니가 그런 경우입니다. 어머니는 93세이고 그럭저럭 건강한 편이지만, 삐삐 말랐습니다. 원래부터 고기를 싫어해서 별로 먹지 않습니다. 하지만 콜레스테롤 수치는 매우 높습니다. 그 때문에 장수하는 게 아닌가 생각해봅니다.

유전자나 체질의 영향으로 혹은 가족성 고콜레스테롤 혈증이라는 질병 때문에 콜레스테롤 수치가 높은 사람도 있습니다. 과식이나 운동 부족으로 콜레스테롤 수치가 높은 사람도 있습니다. 즉 개인차가 있다는 뜻입니다.

이 책에서는 콜레스테롤 수치가 높은 사람이 장수한다거나, 낮으면 조기 사망하고 암에 의한 사망률도 높아진다는 등의 내용을 실태 조사를 인용하면서 언급해왔습니다.

하지만 여기에도 개인차는 있습니다. 콜레스테롤 수치가 높아서 일찍 사망에 이르는 경우도 있을 것이고, 낮지만 장수하는 사람도 있을 것입니다.

실제로 어떻게 될지는 아무도 모르는 셈입니다.

그렇기 때문에 더더욱 필자는 이 책을 출판했습니다. 이 책뿐만 아니라 필자의 저서 대부분이 그렇듯 선택지를 제시한 다음에 '어떻게 할 것인가? 어떻게 살아갈 것인가는 여러분 하기 나름'이라고 말씀드리고 싶습니다.

흔히들 상식이라고 부르는 것이나, 좋다고 믿어왔던 것이 알고 보니 정반대였다는 사례를 제시하면서 어떻게 살아갈지를 묻고 있는 것입니다.

검사 수치에 자신을 맞추는 것이 진정으로 건강에 좋은 것일까요? 의사가 말하는 대로 절제하면 장수할 수 있을까요?

참고 살아가면 정말로 후회 안 할 자신이 있나요?

어차피 언젠가는 죽어 없어질 텐데, 인간은 필연적으로 어떤 이유로든 죽을 텐데 건강에 좋다는 불확실한 정보만 믿고 살아가도 괜찮겠는지 묻고 있는 것입니다.

70까지 살았다면
피우고 싶은 사람은 피워라

필자의 이런 태도를 무책임하다고 비난하는 의사도 있습니다. 하지만 필자는 조사한 데이터를 기초로 노인 의료 현장에서 수많은 환자를 진찰하고 얻은 정보를 여러분께 전달하고 있습니다.

노인 의료는 모르는 것투성이입니다. 일본의 평균 수명이 50세를 넘긴 것은 1947년의 일입니다. 아직 100년도 지나지 않았습니다. 어떻게 해야 건강하게 장수할 수 있을까에 대한 정답은 확정되지 않았습니다. 이 때문에 필자는 실태를 중시합니다.

노인 의료 전문 병원의 추적 조사로 얻은 데이터를 보면 담배를 피우는 노인과 피우지 않는 노인의 생존 곡선에는 차이가 없다는 사실을 알 수 있습니다. 젊은 세대의 데이터는 다르지만, 70세까지 생존한 노인이라면 담배를 피우든 안 피우든 수명에는 별 차이가 없습니다. 따라서 피우고 싶은 사람은 피우면 됩니다.

이처럼 흡연자의 수명 실태는 조사하지 않았다면 모르고 넘어갔을 사실입니다. 이렇게 실제로 조사해보지 않으면 알 수 없는 실태는 아직도 어마어마하게 많습니다.

모르는 게 있으면 조사하는 것이 의사든 과학자든 그들의 기본자세라고 생각합니다. 강의실에서 학생을 가르치는 대학교수라면 연구비로 큰돈을 받습니다. 조사하려고 마음만 먹으면 못 할 것도 없습니다. 그런데 조사도 하지 않고 '저치는 엉터리'라고 못 박는 사람이 많다는 사실은 참으로 유감스럽기 짝이 없습니다.

《환자여, 암과 싸우지 마라》를 쓴 곤도 마코토 의사는 "암을 치료하지 않았기 때문에 죽음에 이른 사람이 많다"며 의학계로부터 비난받았습니다. 하지만 필자는 곤도 박사의 지적이 옳았다고 생각합니다. 참된 의사라면 곤도 선생을 비난하기 전에 암을 치료한 사람과 치료하지 않은 사람을 1,000명씩

선발해 추적 조사를 했으면 합니다. 그러면 진실이 드러날 것입니다.

"이 의사의 말을 듣고 혈압을 낮추지 않아서 죽은 사람이 있어" 하고 비난하는 분이 있는데, 실상은 혈압을 낮췄는데 사망에 이른 사람도 있습니다. 비교 연구를 하고 나서 반론하는 것이 환자들의 건강을 다루는 의사가 가져야 할 성실한 자세라고 생각합니다.

만족하는 인생은
자신만이 결정할 수 있다

이렇게 말은 하고 있지만 데이터라는 것도 어디까지나 확률론입니다. 확률적으로 높은 쪽이 반드시 자기에게 들어맞는지 여부는 사실 모르는 일입니다.

또한 건강은 먹는 것으로만 측정할 수는 없습니다. 운동, 수면, 마음의 평온, 즐거움, 의욕 넘치는 삶, 일상의 마음가짐 등등이 모두 관련되어 있습니다. 그런데 운동을 하는 것도, 마음을 움직이는 것도, 식욕과 의욕마저도 콜레스테롤이 영향을 끼칩니다.

그리고 이렇게나 많은 데이터가 갖추어진 이상, 콜레스테롤 수치를 낮추는 일은 위험하다고 필자는 확신하고 있습니다. 게다가 콜레스테롤 수치를 낮추면 삶의 질(QOL, quality of life)이 낮아진다는 것도 확실합니다.

콜레스테롤이 부족하면 피부에 탄력이 없어지고 발기 부전도 생기고, 콜레스테롤 수치를 낮추는 약을 먹으면 근육통 때문에 고통받을 수 있다고 말해줍니다. 힘들어하는 환자를 많이 보았기 때문에 반드시 말해줍니다.

많은 의사가 진실을 말해주지 않습니다.

"심근경색이 걱정이시죠. 알겠습니다. 그럼 콜레스테롤을 낮추기로 하죠. 대신 암에 걸려 사망할 확률이 높아지는데요"라고는 말해주지 않겠지요. 마음이 괴로워서 말을 못 해주는 경우도 있겠지만, 아마도 대부분의 의사들은 그런 사실 자체를 모를 것입니다. 의과대학에서는 콜레스테롤이 나쁘다고 가르치고, 그것을 맹신하고 있기 때문입니다.

그렇기 때문에 필자는 스스로 알아낸 정보를 알려드리는 것입니다. 그렇게 알려드린 정보를 바탕으로 여러분이 어떻게 살고 싶은지 숙고하기를 바라기 때문입니다.

먹고 싶은 음식을 먹고, 하고 싶은 일을 하면서 만족 속에 살아가겠습니까?

의사 말만 듣고 먹고 싶은 음식, 하고 싶은 일을 참으며 살아가겠습니까?

어느 쪽이 오래 살지, 어느 쪽의 수명이 몇 년이나 길어질지는 아무도 모릅니다. 하지만 만족하면서 살았는지 여부는 자기 마음이 알고 있습니다.

'아! 나는 인생을 잘 살았구나. 즐겁고 만족한 삶이었어.'

이렇게 느끼기를 필자는 바라 마지않습니다.

제5장

건강 수명을 늘리는
식사학

장수하는 사람의 식생활

여기까지 읽은 독자라면 많은 사람이 영양 부족 상태라는 사실, 조금 살찐 사람이 더 오래 산다는 사실, 콜레스테롤이 부족하면 조기에 사망하거나 암에 걸릴 확률이 높아진다는 사실 등을 이해하셨을 것이라고 생각합니다.

그럼 무엇을 먹으면 좋을까요? 구체적으로 무엇을 먹어야 건강하고 오래 살 수 있을까요?

이 물음에는 시바타 박사가 정리한 '식생활 지침 14개조'(도표 19)가 큰 도움을 줍니다. 이 자료는 '100세 노인'이나 장수한 사람을 실태 조사한 결과, 밝혀진 것입니다.

즉 장수의 비결은 장수한 사람에게 배우는 것이 제일이라

도표 19. 장수한 사람에게 배우는 식생활 지침 14개조

☑ 1   1일 3식의 균형을 잘 맞춘다.

☑ 2   동물성 단백질을 충분히 섭취한다.

☑ 3   생선과 고기의 섭취는 1 : 1 비율로 한다.

☑ 4   다양한 종류의 고기를 섭취한다.

☑ 5   지방류를 충분히 섭취한다.

☑ 6   우유를 매일 마신다.

☑ 7   녹황색 채소나 뿌리채소 등 다양한 채소를 먹는다.
       불에 익히고, 양을 확보한다. 과일을 적당량 먹는다.

☑ 8   식욕이 없을 때는 반찬을 먼저 먹고 밥은 남긴다.

☑ 9   조리법이나 보관 방법을 숙달한다.

☑ 10 식초, 향신료, 향미 채소를 충분히 혼식한다.

☑ 11 일식, 중식, 양식 등 다양한 요리를 혼식한다.

☑ 12 함께 식사하는 기회를 많이 만든다.

☑ 13 씹는 힘을 유지하기 위해 의치를 정기적으로 검사받는다.

☑ 14 건강 정보를 적극적으로 활용한다.

출전: 시바타 히로시, 《무엇을 얼마나 먹으면 좋은가?》, 골프다이제스트사, 2014.

는 발상 아래 정리한 '섭식의 교훈'입니다. 좋은 자료이므로 여러분의 식생활을 돌아보면서 체크해보면 좋겠습니다.

여러분은 어떤가요?

필자의 관심을 끈 항목은 8번입니다. 나이가 들면 식욕이 없을 때도 있는데, 그럴 때는 맛있는 반찬이라도 먹자고 합니다. 즉 고기나 생선 등의 단백질을 섭취하라는 뜻입니다.

최근에는 채식주의자가 많이 늘었는데, 채식주의란 원래 채소로 배를 채우고 가능하면 먹는 것을 줄이자는 서양인의 발상이었다고 생각합니다. 그런 영향을 받은 모양인데요, 우리는 원래부터 영양 부족 상태이므로 서양과는 상황 자체가 다르다는 사실을 알아두었으면 하는 바람입니다.

스테이크 360g 이하면
충분한 단백질 섭취가 안 된 걸까?

일반론적으로, 체중 60kg인 사람의 하루 단백질 섭취량은 60g 이 권장되고 있습니다. 그리고 60세를 넘기면 그 1.2배를 섭취하라고 되어 있습니다. 즉 72g입니다.

72g이라면 쉽게 섭취할 수 있을 거라고 생각하겠지만, 실제로는 꽤나 어렵습니다. 왜냐하면 고기에 함유된 단백질의 양은 고기의 20% 수준밖에 안 되기 때문입니다.

예를 들어 200g의 스테이크를 먹었다면 단백질은 20%인 40g밖에 안 됩니다. 72g에는 한참 모자랍니다.

따라서 72g의 단백질을 섭취하기 위해서는 고기 360g을 먹어야 합니다. 꽤나 많은 양입니다.

단백질 하면 '고기'라고 생각하기 쉬운데, 사실 단백질의 원료는 그 외에도 많습니다. 그런 이유에서 다양한 음식을 통해 단백질을 섭취하는 것이 중요합니다.

도표 20에 하루에 섭취할 식품 목록을 제시했습니다. 앞에서 언급한 시바타 박사는 87세의 현역 연구자로서 매일 거르지 않고 도표 20과 같은 식단을 유지한다고 합니다.

도표 20. 하루에 식사로 섭취할 식품 목록

┌─────── **동물성 식품** ───────┐   ┌─────── **식물성 식품** ───────┐

① 달걀 1개

② 우유 200ml

③ 어패류 60~100g

④ 육류 60~100g

① 두부 1/3모
  (이에 상응하는 콩 제품으로 대체 가능)

② 채소 350g
  (녹황색 채소는 1/3 이상)

③ 버섯류 15~20g

④ 해조류 10~20g

＊유지는 10~15ml(대부분 식물성 식품이지만 버터, 라드 등의 동물성 식품도 포함)
＊몸집이 큰 사람이나 활동량이 많은 젊은이는 주식(쌀, 면류, 빵)이나 기름의 섭취량을 늘린다.
＊주식과 기름 이외의 식품은 연령대별 필요 섭취량이 거의 같다.
＊총칼로리에서 차지하는 단백질의 비율은 고령이 될수록 높아진다.

출전: 시바다 히로시, 《슈퍼 노인의 비밀은 고기만이 아니다!》, 사회보험출판사, 2016.

여기에 제시한 목록은 이 정도만 먹어도 충분하다는 뜻이지, 꼭 이렇게 먹어야 한다는 것은 아닙니다. 어디까지나 참고로 삼아주시기 바랍니다.

일본인은 위장이 약해서
식사량이 부족해지기 쉽다

앞에서 언급한 것처럼 우리 몸에 필요한 단백질의 양은 세심하게 신경 쓰지 않으면 충분히 섭취할 수 없습니다. 지방 또한 마찬가지입니다.

나이를 먹으면서 지방 역시 점점 섭취하기 어려워집니다.

중년의 직장인이 식사 자리에서 "기름기 많은 음식을 먹으면 위에 부담이 되는 것 같아"라는 말을 하는 경우가 있는데, 이것이 바로 전형적인 예입니다.

원래부터 일본인은 지방이 부족한 상태인데, 기름기 많은 음식을 먹기가 부담스러워진다면 더욱 지방이 부족한 상태에 빠집니다. 게다가 지방은 섭취하면 안 된다는 생각이 머리를 지배하고 있으니 더더욱 부족해집니다. 즉 여러 가지 이유로 우리 몸에 필요한 지방이 부족해지는 셈입니다.

원래부터 일본인은 위(胃)가 약한 민족입니다. 이 사실을 알게 된 것은 필자가 노인들의 항우울증제 관련 임상 시험을 진행할 때였습니다.

서양에서는 위장 장애의 부작용이 거의 보고되지 않았는데, 이상하게도 일본인만 구토 증세를 호소하는 겁니다. 골다공증 약도 마찬가지로 일본인에게만 위장 장애의 부작용이 많이 나타났습니다. 이쯤 되자 일본인은 위장이 약하다는 사실을 새삼스럽게 자각할 수밖에 없었습니다.

덧붙이자면 골다공증 관련 연구를 할 때, 위장 장애 때문에 약을 아예 못 먹게 된 환자는 뼈가 숭숭 뚫리는 악순환이 발생한다는 사실도 알았습니다.

물론 위가 약해서 어쩔 수 없다는 말을 하고 싶은 것이 아니라, 그럴수록 기름기 있는 음식을 피하지 말고 먹을 수 있는 범위 안에서 먹겠다는 마음가짐을 가졌으면 좋겠다는 말을 하고 싶어서입니다.

보조 식품도 잘만 섭취하면 좋다

일본인 중에는 위장이 약해 우유를 잘 소화시키지 못하는 사람이 제법 됩니다. 그런 사람들에게 억지로라도 먹으라고 강요하는 것은 가혹한 일입니다. 하지만 그렇다고 포기해서는 안 됩니다. 오히려 더욱 섭취하려고 노력해야 합니다. 방치하면 영양이 부족해지기 때문입니다.

그럼 배가 아파 못 마시는 사람들은 어떻게 해야 할까요?

다른 것으로 보충하면 됩니다. 예를 들어 고기를 못 먹는 사람은 프로틴 같은 단백질 보충제 등을 섭취하는 것도 좋다고 생각합니다.

필자는 고기를 좋아해서 단백질이 충분하기 때문에 프로틴을 먹지는 않습니다. 하지만 낫토(콩 발효 식품)를 못 먹어서 보충제를 먹습니다.

채소를 싫어하는 사람이 비타민 C 보충제를 먹는 경우도 많습니다.

영양 보조 식품은 부족한 영양분을 보충해줍니다. 따라서 부족하다 싶으면 영양 보조 식품의 도움을 받으면 됩니다.

그러나 콜레스테롤 보조제는 없습니다. 이번 사건의 주범인 홍국처럼 콜레스테롤 수치를 낮추는 보조제는 많지만, 콜레스테롤을 보충하는 보조제는 없습니다.

여러분도 이쯤에서 잠시 생각해보았으면 합니다.

보조제란 부족한 것을 보충하는 영양 보조 식품입니다. 그런데 이번 사건에서는 많은 것을 줄이는 기능을 탑재한 셈입니다. 바로 여기에 문제가 있었다고 생각합니다.

원래 이런 기능은 식품이 아니라 의약품의 영역입니다. 보조제가 이런 기능을 가지려면 '약에 준하는 무언가'를 첨가해야 가능합니다. 그렇기에 이번 홍국 사태는 매우 위험한 발상이 아니었을까요?

지금은 '기능성 표시 식품(일본은 2014년부터, 우리나라는 2020년부터 시행 – 옮긴이)'이라는 이상한 제품이 시중에서 유통되는 시대가 되었습니다. '식품표시법'이 바뀌어, 기업이 직접 책임진다는 전제하에 '○○ 기능이 있다'고 상품에 표시할 수 있게 된 것입니다. 이른바 아베노믹스의 일환으로 식품 경제 활성화를 꾀한다는 명목입니다.

하지만 원래 사람의 몸에 작용하는 기능에 대해서는 신중하게 접근해야 합니다. 기업 마음대로 이러이러한 기능이 있다고 주장해서는 안 된다고 생각합니다.

의약품이 임상 시험을 반복하고 반복한 끝에 인정받는 것처럼, 혹은 기존의 '특정 보건용 식품'이 엄격한 심사를 거쳐 허가받았던 것처럼 신중에 신중을 기해야 비로소 시장에 내놓을 수 있는 것입니다. 그런 과정을 거쳐 나온 제품이라도 부작용은 있으니까요.

이야기가 잠깐 벗어났지만, 콜레스테롤을 늘리는 보조제는 없습니다. 따라서 콜레스테롤 수치가 낮은 사람은 음식으로 보충하는 것이 가장 좋습니다.

버터, 마가린도 두려워 말고 먹자

일본인은 지방이 부족합니다. 콜레스테롤도 지방의 일종인데, 이런 '지방 부족'도 영양 부족의 원인인 것 같습니다. 어떤 지방이 좋은지와 관련해서는 제3장에서 살펴보았습니다. 반복되는 이야기지만, 역시나 두루두루 섭취하는 것이 가장 좋습니다.

식품은 다양한 성분으로 구성되어 있습니다. 인간 또한 몸을 유지하거나 활동하는 데 다양한 성분이 요구됩니다. 편식을 하거나 단일 성분의 보조제를 계속 섭취하면 몸의 다른 어딘가에는 부족한 상태가 발생하기 마련입니다. 몸에 안 좋은 일이 생기는 것은 말할 나위도 없습니다.

트랜스 지방산은 안 좋다며 악평을 받는 마가린도 최근에는 재평가되는 움직임이 나타났습니다. 트랜스 지방산은 공업용으로 생산되는 것도 있지만, 원래는 소나 양 같은 반추동물의 위에 서식하는 미생물이 만들어낸 천연 성분입니다. 먹어도 문제가 없을 뿐만 아니라 필요한 성분이기도 합니다.

무엇이든 부족하면 안 된다는 것이 영양학의 기본입니다.

현실에서는 지나치면 안 좋다는 지적이 더 많지만, 사실은 부족한 것이 더 큰 문제입니다.

'~이 좋다'거나 '~은 나쁘다'처럼 음식의 어느 한 면만을 강조하는 상업주의도 편향된 식사에 박차를 가한다는 생각입니다.

푸드 패디즘의 폐해는
나중에 나타난다

일반 사람들은 왠지 정보에 휩쓸리는 경향이 있습니다. '푸드 패디즘(food faddism)'이라는 말을 아시나요? 말 그대로 '푸드'는 '음식'이고 '패디즘'은 '유행 따르기'라는 뜻입니다. 물론 좋은 뜻으로 하는 말이 아니라 조금은 비꼬는 듯한 뉘앙스를 풍깁니다. 정보에 현혹되어 좋다는 음식을 맹목적으로 먹는 행위를 말하죠.

푸드 패디즘을 굳이 나쁘다고는 치부하지 않겠지만, 이런 행위 때문에 편향된 식사를 하게 되는 것은 문제가 있습니다. 영양이 한쪽으로 치우치기 때문입니다.

편식의 폐해는 나중에 나타납니다. 게다가 나이를 먹을수록 영양 불균형은 우리 몸에 큰 영향을 끼칩니다.

필자는 앞에서 두루두루 골고루 먹자고 했습니다. 너무나 당연하고 흔한 말이어서 별 느낌이 없을지도 모르겠지만, 역시나 아주 중요한 말입니다.

식판에 담긴 일국삼찬이 아니라 일국십찬, 즉 반찬 두세 가지만 있는 식사가 아니라 여러 가지 반찬으로 구성된 식사로 영양을 섭취하는 것이 좋다고 생각합니다.

현재 80세, 90세, 100세를 넘긴 사람들은 과거 굶주렸던 시절 때문인지 입에 들어가는 것이라면 무엇이든 먹었습니다. 어쩌면 그런 사람들이 있었기에 지금의 '장수국'이라는 타이틀을 차지할 수 있지 않았나 하는 생각도 듭니다.

하지만 앞으로는 어떻게 될지 모릅니다. 스스로 편식함으로써 영양 부족을 자초한 사람들이 과연 건강하게 장수할 수 있을지 확신할 수 없기 때문입니다.

내가 라면을 먹는 것은
종합 영양식이기 때문이다

필자는 평소 라면을 좋아한다고 공언해왔고, 실제로 연간 200곳 정도의 라면 전문점을 방문합니다. 맛있는 가게를 찾아 먹으러 가는 것이죠. 이쯤 되면 일상의 일부분이라고 해도 과언이 아닐 정도입니다.

필자는 고혈압, 당뇨, 심부전 등의 지병을 가지고 있습니다. 주위 사람들은 "기름기 많은 라면을 그렇게 먹고도 괜찮아?" 하며 걱정하지만, 전혀 신경 쓰지 않습니다. 그러기는커녕 라면은 몸에 좋다고까지 생각합니다.

왜냐하면 라면은 종합 영양식이기 때문입니다.

라면 국물은 10~15가지의 재료를 넣어 우려냅니다. 소, 돼지, 닭의 살과 뼈, 어패류, 녹황색 채소, 뿌리채소, 버섯 등 모든 재료를 듬뿍듬뿍 넣고 푹푹 삶습니다. 그 모든 재료의 영양분이 국물에 담겨 있는 것이죠. 물론 콜레스테롤과 지방도 많습니다. 게다가 면은 재료 자체가 탄수화물이기 때문에 당질도 섭취하게 됩니다. 즉 한 그릇으로 모든 것을 섭취할 수 있는 효과 만점의 종합 영양식인 셈입니다.

필자가 의사로서 노인들에게 라면을 권하는 것은 바로 이런 이유에서입니다.

단, 가능하다면 고기(일명 차슈)를 추가하거나 달걀을 넣어 먹으면 더 좋습니다. 만약 추가 메뉴를 모두 포함하는 옵션이 있다면 필자는 분명히 그것을 주문할 것입니다.

필자가 지병을 가지고 있음에도 건강하게 지낼 수 있는 것은 라면 덕분인지도 모르겠습니다. 물론 먹는 것뿐만 아니라 걷기에도 적극적으로 신경 쓰고 있기는 합니다만······.

점심은 라면과 만두

라면이 종합 영양식이라고 했는데요, 만두를 더하면 최강의 식사가 됩니다.

'라면＋만두' 콤비는 점심 식사로 먹는 것이 가장 좋습니다. 왜냐하면 단백질은 간장(肝臟)의 활동 측면에서 볼 때 낮이나 아침에 먹는 것이 좋기 때문입니다.

이른 시간일수록 간장의 활동에도 좋고, 흡수 효율도 뛰어납니다.

서양인이 아침에 햄에그를 먹는 것도 바로 이 때문입니다.

'라면＋만두' 또는 '햄＋달걀'은 단백질뿐만 아니라 콜레스테롤이나 지방도 풍부합니다. 점심에 먹음으로써 몸에 쉽게 흡수됩니다.

필자가 라면을 먹는 것은 대개 점심인데, 이는 흡수 효율을 고려해서입니다.

일본인은 아침이나 점심 식사는 가볍게 하고 저녁에 몰아서 먹는 경향이 있는데, 간장의 기능을 생각하면 실제로는 아침이나 점심이 좋습니다.

점심 식사로 라면에 만두 그리고 달걀프라이 얹기. 이 조합이 최고입니다.

식사량이 줄었다면
과자나 마요네즈 섭취도 권장

일반적으로 고령이 되면 콜레스테롤 수치가 조금씩 떨어집니다. 체내에서 생성되는 콜레스테롤 양이 줄기 때문입니다. 생성 능력이 조금씩 감소한다는 증거겠죠.

이 때문에 고기를 먹어야 하는데, 몸이 고기를 받아들이지 못하는 사람도 있습니다. 라면이 좋다고 권해도, 라면은 위에 부담이 돼서 먹기 힘들다는 노인들이 적지 않습니다.

그럴 때는 빵이나 과자를 권하기도 합니다. 어쨌든 본인이 먹기 편한 음식을 통해 섭취하는 것이 중요하기 때문입니다.

필자는 거의 못 먹습니다만, 생크림이 듬뿍 든 빵이나 초콜릿에는 콜레스테롤이나 지방이 풍부합니다.

또한 식사량이 줄었다면 마요네즈를 활용하는 방법도 있습니다.

예를 들어 식욕이 없을 때 마요네즈를 바른 어묵은 의외로 잘 넘어갑니다. 냉우동에 마요네즈를 뿌려도 좋습니다.

그리고 미야자키의 명물 '치킨 난반'은 튀김에 타르타르소스를 얹었는데, 신맛 때문인지 양이 많아도 금세 먹어 치우게 됩니다.

가만 생각해보니 마요네즈는 굉장한 발명품이라는 생각이 새삼스럽게 듭니다. 영양이 부족할 때의 강력한 지원군인 셈입니다.

덧붙이자면 필자는 한때 미국 생활을 했는데, 그때는 마요네즈를 맛없다고 생각했습니다. 크래프트 마요네즈(Kraft Mayones)였습니다. 그리고 일본에 돌아와서 큐피(Kewpie) 제품의 마요네즈를 먹었는데 그렇게 맛있을 수가 없었어요.

지금은 저염(低鹽)이나 저칼로리 제품이 나와 있지만, 필자는 오리지널 제품이 더 맛있는 것 같습니다. 이는 고령이 된 이후의 공통 원칙으로, 몸이 원하는 음식은 역시나 맛있게 느껴지는 법입니다.

생선 기름은 고기의 기름을 중화시킨다

요즘은 많이 바뀌었지만, 조금 나이 든 세대만 하더라도 인내가 미덕이었습니다. 마치 금욕적인 생활이 몸에 좋다고 생각하는 것처럼 다이어트를 위해서라면 좋아하는 음식도 안 먹고, 검사 수치가 안 좋게 나오면 금주까지 불사했습니다.

하지만 면역력을 생각한다면 그런 태도는 잘못되었다고 할 수 있습니다. 왜냐하면 금욕적인 생활 태도는 오히려 면역력을 낮추기 때문입니다.

인간의 몸은 참 잘 만들어져 있어서 나이 들어 점점 먹기가 힘들어지면, 몸이 알아서 맛있는 것을 찾게 되어 있습니다.

바로 그때 참고 인내하며 욕구를 억제하면 면역력은 점점 떨어집니다.

건강하게 오래 살고 싶다면 몸이 원하는 대로 따라주는 것이 좋습니다. 살코기보다 참치 뱃살(맛있지만 기름기가 많은 부위)이 먹고 싶다면 기름기 걱정 때문에 참을 것이 아니라 그냥 드시기 바랍니다. 참치 뱃살에는 단백질과 DHA가 많이 함유되어 있는데, 몸이 그것을 원하는 것입니다.

예를 들어 스테이크를 먹은 다음 날 기름기가 많은 생선을 먹고 싶어진 적은 없습니까? 사실 생선 기름에는 고기의 기름을 중화시켜주는 기능이 있습니다. 즉 우리 몸이 중화를 원하기 때문에 먹고 싶어지는 것입니다.

그럴 때는 몸이 요구하는 대로 순순히 따라 먹어주는 것이 좋습니다.

'어제도 가뜩이나 스테이크를 먹었는데……' 하며 참을 필요는 없습니다. 오히려 '어제는 스테이크를 먹었으니 오늘은 생선을 먹어야겠구나' 하고 적극적으로 먹어주는 것이 좋습니다.

나이가 들수록 체내에서 만들어지는 콜레스테롤이나 지방의 양은 줄어듭니다. 그 부족분을 보충해달라고 우리 몸이 요구하는 것이므로 적극적으로 먹어주는 것이 정답입니다.

70~80%가 영양 부족인
노년층의 가혹한 현실

일본인이 영양 부족 상태라는 사실은 앞에서도 언급했습니다. 특히 나이가 들수록 그런 경향이 두드러집니다. 사실 노년층의 70~80%가 영양 부족 상태라고 합니다.

아마도 많은 분이 자각도 못 하고 계실 겁니다. 이런 상황 자체가 무서울 따름입니다. 영양 부족 상태인 사람 스스로가 '먹으면 안 된다', '살찌면 안 된다'고 굳게 믿고 있을 가능성이 높기 때문입니다.

몸 관리에 진심인 사람이라면 영양이 조금 부족하다 싶을 때 피부에 윤기가 사라지고 평소와 똑같이 걸었는데도 숨이 가빠지는 등 소소한 것 같지만 사실은 큰 변화가 있음을 알아

차릴 것입니다.

이런 영양 부족이 일상화되면 수명이 줄어드는 것은 당연한 일이겠지요.

그렇게 되지 않으려면 스스로가 영양 부족이 아닌지 확인해볼 필요가 있습니다. 용기를 가지고 자가검증해보세요. 그러면 먹는 걸 자제해야겠다는 생각을 안 하게 됩니다.

콜레스테롤이 부족하면
행복 호르몬이 뇌까지 전달되지 않는다

약간 이론적인 이야기를 하겠습니다. '행복 호르몬'이라는 물
질이 있습니다.

예를 들면 세로토닌(serotonin)이 그중 하나입니다. 스트레스
나 불안감을 완화시키는 역할을 합니다. '신경 전달 물질'이
라고 불리는데, 신경에서 신경으로 보내지는 물질입니다.

세로토닌 분비가 적으면 뇌는 스트레스를 받기 쉬워집니
다. 통증에 민감해지거나 별것 아닌 일에도 기분이 쉽게 상합
니다. 반대로 세로토닌이 충분하면 뇌에 도달하는 양이 많아
져 기분이 좋아집니다.

'도파민(dopamine)'도 행복 호르몬 중 하나입니다. '의욕 호

르몬'이라고도 불립니다. 도파민 분비량이 많으면 마음이 긍정적이 되어 의욕이 강해지고 집중력이 높아지며, 뇌가 각성하는 등의 효과가 나타납니다.

신경 전달 물질은 적어도 100여 종류가 있다고 합니다. 콜레스테롤은 도우미 역할을 합니다. 혈중 신경 전달 물질을 뇌로 옮기는 역할입니다. 당연히 콜레스테롤이 부족하면 신경 전달 물질은 뇌에 도달하지 못합니다. 그러면 다양한 심리적 이상 현상이 나타납니다.

예를 들어 노인들 중에는 우울증을 겪는 사람이 적지 않은데, 이 또한 콜레스테롤 부족 때문이라고 여겨집니다.

또한 신경 전달 물질 대부분은 햇볕을 쬐었을 때 뇌 안에서 만들어집니다. 그런데 근육량이 떨어지면 몸 움직이는 것 자체를 무서워해 외출을 자제하게 됩니다. 그러면 신경 전달 물질이 부족해져서 점점 마음이 내키지 않게 되고 몸도 쇠약해집니다. '몸과 마음의 악순환'에 빠지는 것입니다.

의욕 저하를 방지하려면
뇌가 수축되지 않도록 주의하자

노인들이 겪는 의욕 저하의 원인으로는 그 밖에도 여러 가지를 생각할 수 있습니다.

예를 들면 뇌의 수축도 그중 하나입니다. 의욕을 담당하는 전두엽이 가장 먼저 수축되는데, 빠른 경우에는 40대 언저리부터 눈에 띄게 수축되기 시작합니다.

또한 동맥경화도 의욕 저하의 원인이 됩니다. 노인들의 혈관은 아무리 건강한 사람이라도 동맥경화가 진행됩니다. 뇌에는 가는 혈관이 아주 많은데, 혈관 벽이 두꺼워지면 산소나 포도당의 운반이 어려워집니다. 그러면 뇌에서는 산소 결핍이나 포도당 결핍 현상이 발생하여 뇌의 기능을 떨어뜨리는 결과로 이어집니다.

고령이 되면 혈압은 조금 높은 편이 좋다고 필자가 말한 것은 이런 현상을 피하기 위해서입니다. 벽이 두꺼워져서 좁아진 혈관에 혈액을 통과시키려면 혈압을 높여 혈류의 세기를 올려주는 것이 좋기 때문입니다.

필자는 현재 혈압 170 정도에서 잘 다스리고 있습니다. 그 이하로 떨어지면 머리가 멍해지고 두뇌 활동이 느려집니다.

87세의 현역 데이트레이더이자, 지금도 월 수십억 원을 운용하는 분이 있습니다. 투자 경력 70년의 후지모토 시게루입니다.

후지모토 씨는 "혈압이 높지 않으면 머리가 잘 안 돌아간다"고 합니다. 그의 혈압은 220에서 유지되고 있습니다. 물론 고기도 잘 먹고 콜레스테롤을 잘 섭취한 덕분에 혈관도 튼튼해서 그 혈압에도 거뜬히 견딜 수 있는 것인데, 머리 회전 속도는 놀라울 따름입니다.

단백질도 육류를 통해
섭취하는 것이 좋다

지금까지 반복해서 고기를 먹는 것이 좋다고 강조해왔습니다. 특히 노인들에게 고기 섭취의 중요성은 더욱 커집니다.

콜레스테롤은 물론 단백질도 섭취해야 하기 때문입니다.

단백질은 우리 몸의 살과 뼈, 피부가 됩니다. 또한 면역 세포나 호르몬, 세포의 기능에 빠뜨릴 수 없는 효소 등의 재료가 되기도 합니다. 몸이 쇠약해지는 노인들에게 단백질은 매우 중요한 성분입니다.

그런데 고령이 되면 무엇 때문인지 '고기는 먹지 말아야지' 하는 사람이 늘어납니다. 위장이 약해 위에 부담이 되는 것도 있지만, 왠지 모르게 '나이 먹어서 고기는 무슨……' 하는 식의 이상한 선입견이 있는 것 같습니다. 이런 인식을 바꾸기 위해서라도 조금 심하다 싶을 정도로 고기를 먹으라고 강조하는 것입니다.

물론 단백질은 고기 이외의 음식에도 들어 있습니다. 생선에도 달걀에도 두부에도 낫토에도 우유에도 치즈에도 단백질은 충분합니다.

그럼에도 불구하고 왜 고기를 추천할까요? 그 이유는 바로 콜레스테롤 함유량이 다른 식품보다 많기 때문입니다. 고기를 먹음으로써 효과적으로 콜레스테롤을 섭취할 수 있습니다. 게다가 단백질과 지방도 한꺼번에 섭취할 수 있습니다.

그러므로 노인들이 활력을 얻고 건강하게 장수하기 위해서는 고기가 최고의 음식인 셈입니다.

물론 이는 노인들뿐만 아니라 젊은 세대나 중년 세대에도 똑같이 적용됩니다.

젊은 사람이 맛있게 고기를 먹는 것이 그 증거입니다. 기름진 음식도 마찬가지입니다. 튼튼한 육체를 만들고 유지하며 움직이기 위해 몸이 고기를 원하기 때문입니다. 즉 '콜레스테롤의 힘'을 필요로 하기 때문입니다.

어떤 고기를
얼마나 먹으면 좋을까?

105세까지 현역 의사로 왕성하게 활동한 히노하라 시게아키는 고기를 좋아했던 것으로 잘 알려져 있습니다. 또한 2021년 99세로 세상을 떠난 작가 세토우치 자쿠초도 고기를 아주 좋아했습니다. 제법 큰 스테이크를 순식간에 먹어 치웠다고 합니다.

필자는 환자에게도 고기 섭취를 권장하는데, 다음과 같은 질문을 많이 받습니다.

"어느 정도 먹는 것이 좋을까요?"

"무리해서라도 많이 먹는 것이 좋을까요?"

"어떤 고기가 좋죠?"

위의 세 가지 질문이 가장 많습니다. 이 질문의 답을 드리겠습니다.

● 어느 정도 먹는 것이 좋은가?

체격과 몸 상태 그리고 평생 먹어온 식습관 등에 개인차가 있기 때문에 '몇 그램'이라고 구체적인 분량을 말씀드릴 수는 없습니다. 그래서 다음과 같이 대답합니다.

"지금까지 드시던 것보다 좀 더 많다 싶을 정도로 드세요."

좀 더 많다 싶은 양은 어느 정도일까요?

예를 들어 돼지고기 생강구이라면 지금까지 먹어오던 것보다 한두 장 더 드시면 됩니다. 닭고기 튀김(일명 가라아게)이라면 한두 개, 소고기덮밥이라면 밥은 그대로 두고 소고기만 고봉으로 얹은 정도면 됩니다. 햄버그스테이크는 원래 사이즈보다 조금 큼지막하게 만들고, 생선 전골은 고기까지 곁들이는 것을 추천하며, 된장국도 돼지고기를 넣는 식으로 요리하면 좋습니다.

이처럼 평소보다 조금 더 많은 듯이 먹기를 추천합니다. 굳이 분량으로 말하자면 30~50g 추가하는 정도가 좋습니다.

● 무리해서라도 많이 먹는 것이 좋은가?

무리하면서까지 먹을 필요는 없습니다. 아니, 무리해서는 안 됩니다. 고령이 되면 위장의 기능이 떨어집니다. 이는 자연스러운 현상이므로, 거기에 과도한 부담을 강요하는 것은 몸에 좋지 않습니다. 어디까지나 '맛있게 먹을 수 있는 범위 안에서'라는 전제를 두고 생각하시기 바랍니다.

'나이를 먹어도 고기는 먹는 것이 좋다'는 생각을 가지면 의외로 먹을 수 있게 되는 경우가 있습니다.

● 어떤 고기가 좋은가?

두루두루, 골고루 먹기를 권합니다. 211쪽에서도 언급했지만 소고기, 돼지고기, 닭고기 어느 하나에 치우치지 말고 균형 있게 먹는 것이 좋습니다. 월요일은 돼지고기, 화요일은 소고기 식으로 정할 필요까지는 없습니다. 그날그날 먹고 싶은 고기를 고르는 것이 부담 없이 먹을 수 있는 비결입니다.

고기 부위도 마찬가지입니다. 소고기라면 갈빗살도 먹고 살코기도 먹습니다. 돼지고기 또한 살코기도 먹고 삼겹살도 먹습니다. 닭고기라면 닭 다리뿐만 아니라 가슴살도 먹는 식으로 여러 부위를 먹으면 좋습니다.

뭘 먹을까 고민이라면 쇼핑할 때 정육 코너에서 입맛이 당기는 것을 고르는 것도 한 방법입니다. 우리 몸은 참으로 정직해서 지금 자기에게 필요한 것을 먹고 싶다고 신호를 보냅니다.

중년이나 젊은이도
육류를 많이 먹으면 좋을까?

40대 후반에서 50세쯤 되는 중년분들도 고기를 조금 많은 정
도로 드시면 좋습니다. 왜냐하면 신진대사가 떨어지기 시작
하는 시기이기 때문입니다. 즉 콜레스테롤을 만드는 능력이
나 세포의 활동 능력이 떨어지기 때문에 음식을 통해 외부로
부터 공급할 필요가 있습니다.

"그런데 콜레스테롤은 동맥경화를 진행시켜 심근경색 발생
위험이 있지 않나요?"

만약 중년분들 중에 이런 걱정을 하는 분이 있다면 심장 정
밀 검사를 받아보는 것도 좋습니다. 검사 결과 좁아진 혈관
벽이 발견됐다면 스텐트를 넣습니다. 문제없다는 결과가 나

오면 심근경색의 위험은 없어진 것이므로 콜레스테롤을 섭취해도 괜찮습니다.

아직 벌어지지도 않은 일을 걱정하면서 위축되어 살기보다는 현재의 상황을 파악한 후에 즐겁게 살아가는 것이 좋다고 생각합니다. 실제로 필자 또한 심장 정밀 검사를 받았습니다. 결과는 '문제없음'이었습니다. 고혈압, 고지방, 고콜레스테롤, 당뇨, 심부전 등의 증상을 가진 필자도 이렇습니다. 그래서 위축되지 않고 당당하게 고기를 먹고 와인을 마시며 라면 맛집을 찾아다닙니다.

다만 몸도 많이 움직여야겠다는 생각을 갖고 행동에 옮길 필요가 있습니다. 먹기만 하고 움직이지 않으면 축산용 동물처럼 됩니다.

무엇을 위해 먹습니까? 몸을 움직이고, 뇌를 사용하여 일을 잘하기 위해서입니다. 건강하게 살아가기 위해서입니다. 인간은 먹기 위해 사는 것이 아닙니다. 먹는 것은 영양을 섭취하기 위해서이고, 영양을 섭취하는 것은 활동하기 위해서입니다.

이런 전제하에 먹는 행위가 중요하다고 생각합니다.

"먹었으니까 움직여야지"라고 말하는 사람을 종종 봅니다.

물론 이런 의식 또한 중요합니다. 하지만 정답은 '움직이기 위해서 먹는다'입니다.

노인들 또한 마찬가지입니다. 장수한 사람들은 분명히 '오래 살기 위해서 먹는다'가 아니라 '먹었으니까 장수할 수 있다'고 생각합니다.

맺음말

이 책은 콜레스테롤 수치를 낮추는 건강 보조 식품(홍국 콜레스테 헬프) 때문에 큰 사고가 발생한 것을 계기로 집필되었습니다. 콜레스테롤 수치가 높으면 위험하다는 사람들(일반인뿐만 아니라 의사까지도)의 신념에 경종을 울리기 위해서입니다.

콜레스테롤 수치를 낮춰야 한다는 신념이 예상외로 널리 퍼져 있었다는 사실은 예의 건강 보조 식품이 놀랄 만큼 많이 팔려나간 사실에서도 더욱 실감하게 되었습니다.

이를 계기로 이번에 필자는 다양한 데이터를 모아 반론을 제기한 셈인데요, 우연한 기회에 잡지 《GOETHE》를 통해 대담을 가졌던 시바타 히로시 박사가 제공해주신 데이터를 꽤 많이 활용했습니다.

이 지면을 빌려 다시 한번 시바타 박사님께 심심한 감사의 말씀 올립니다.

필자는 요쿠후카이(浴風會)라는 노인 병원에 근무하면서 일반적인 의료 상식이 노인들에게는 통하지 않는다는 사실을 통감했습니다.

병원 병설 노인 시설에서 시행한 실태 조사를 통해 혈당치가 높은 사람이나 경계 구역에 있는 사람, 정상적인 사람 모두 15년 후의 생존율은 크게 다르지 않다는 사실을 알게 되었습니다. 혈압 또한 150까지는 20년 후의 생존율이 바뀌지 않았습니다. 흡연자와 비흡연자의 10년 후 생존율이 전혀 다르지 않았습니다. 필자는 이런 데이터 앞에서 경악을 금치 못했습니다.

게다가 노인들의 임상 경험을 거듭할수록 약간 통통한 사람이 건강하게 오래 산다는 확신을 가지게 되었습니다.

바로 그런 확신이 찾아왔을 때, 시바타 박사의《육식 추천 - 지금의 고기 없는 식생활로는 조기 사망한다》를 만나게 되었습니다.

기운이 없고 우울한 것은 육식이 부족하기 때문이고, 장수하는 100세 노인은 고기를 잘 먹으며, 콜레스테롤이 낮은 사람은 암에 걸릴 확률이 높다는 주장은 이 책에서도 그대로 인용되었습니다. 바꾸어야 할 지식과 상식을 우리 앞에 제시한 셈입니다. 풍부한 데이터로 실증까지 거쳤습니다.

당시의 임상 경험과 너무나 똑같은 데이터를 통해 필자는 환자들에게 고기를 권하고, 콜레스테롤 수치가 높아도 괜찮다는 말을 당당하게 할 수 있게 되었습니다.

시바타 박사는 그 후에도《중노년층의 건강 상식을 의심하다》(고단샤 선서 메티에), 《장수의 거짓말》(북맨사) 등의 저서를 출간하며 87세가 된 지금도 예리한 두뇌로 연구를 계속하고 계십니다.

지금에 이르기까지 자신의 이론을 스스로 증명하는 모습을 볼 때마다 시바타 박사뿐만 아니라 필자도 '콜레스테롤 신앙'에 세뇌된 사람들의 탈세뇌를 위해 무언가 하지 않으면 안 되겠다는 생각이 깊어만 갔습니다.

또 하나, 이 책을 통해 전해드리고 싶었던 것은 장기별 진료의 폐해입니다.

본서에서 소개한 것처럼 콜레스테롤 수치를 낮추는 일은 순환기내과 입장에서는 당연하지만(이 또한 부정하는 사람이 있다는 사실도 언급한 대로입니다), 면역학 입장에서도, 호르몬 의학 입장에서도, 정신의학 입장에서도 결코 바람직하지 않습니다. 그렇기 때문에 인간 전체를 놓고 보면 콜레스테롤 수치가 높은 사람의 사망률이 낮습니다.

이처럼 지금의 의학계에는 인간 전체를 보는 관점이 결여되어 있습니다.

코로나 사태 때도 감염증 학자들은 '자숙'과 '밀폐, 밀집, 밀접의 금지'를 강력하게 호소했지만, 노인학자의 입장에서 보면 노인들의 신체 기능이나 인지 기능을 현저히 떨어뜨리는 것이었습니다. 또한 정신의학 입장에서 보면 우울증을 늘리고, 면역학자 입장에서는 면역력을 떨어뜨리는 생활의 전형적인 예나 다름없었습니다.

'콜레스테롤을 낮추지 말자'고 주장하는 이 책은 노인 의학의 대선배인 시바타 박사의 강력한 지원 덕분에 저술할 수 있었습니다. 필자의 임상 경험을 통해서도 확실하게 추천할 수 있습니다. 장수는 물론 건강해지고 노화를 방지하는 좋은 책이라고 믿습니다.

다만 필자는 의료인이라는 입장에서 환자들에게 강요할 생각은 없다는 것을 언급해두고자 합니다.

이 책을 읽고 필자가 주장하는 것과 다른 의견들도 인터넷을 통해 조사하면서 자기 머리로 생각하고 스스로 결정한다면 저자로서는 더할 나위 없이 행복할 것입니다.

마지막으로 시바타 박사 이외에도 깊이 감사드리고 싶은 분이 있습니다.

편집자 기다 아키리와 야마시로 미노루입니다. 두 사람의 기획력과 편집 능력이 없었다면 이렇게 빠른 출판은 불가능했을 것입니다. 콜레스테롤에 대한 관심이 사라지기 전에 출간하게 된 것에 깊이 감사드립니다.

사고 이후와 상식의 배반

사고는 2024년 3월에 처음 알려졌습니다. 일본의 고바야시제약에서 출시한 '홍국 콜레스테 헬프'라는 기능성 표시 식품을 이용한 사람들에게서 신장 질환이 발생했습니다. 처음에는 병원에 입원하는 사람이 나타나더니 급기야 사망자까지 속출했습니다.

홍국 콜레스테 헬프는 콜레스테롤 수치를 낮추는 기능성 식품으로 개발되어 시판 초기부터 큰 인기를 끌었습니다. 이 때문에 희생자 수도 갑자기 많아진 것으로 현지에서는 보고 있습니다.

3월 22일 제약 회사는 자율 수거에 들어갔고, 우리나라의 보건복지부에 해당하는 후생노동성도 사안의 심각성을 고려해 발 빠르게 조사에 착수, 부작용을 일으킨 범인으로 푸베룰린산을 지목했습니다.

그로부터 반년이 지난 2024년 9월 15일 기준으로 관련 피해자 가운데 502명이 입원 치료를 받았거나 받고 있는 중입니다. 또한 확정되었거나 관련이 있을 것으로 추정되는 사망자는 무려 120명에 이릅니다. 재앙 수준의 사고가 아닐 수 없습니다. 제약 회사는 제품 개발 과정에서의 잘못을 인정했고, 보상과 관련한 절차를 진행하고 있습니다.

이 사건으로 일본은 한때 큰 혼란에 빠졌고, 대형 언론사들은 온라인판 호외를 연이어 발행하는 관심을 보이기도 했습니다.

이 책에 기록되지 않은 내용, 즉 원서가 발행된 시점 이후의 상황을 곁들여 이 책과 관련된 사건을 요약해보았습니다.

이 책은 현직 의사가 홍국 콜레스테 헬프 사건을 계기로 일반인에게 경각심을 불러일으키고 잘못된 상식을 들추어냄으로써 사람들의 인식을 바꾸기 위해 저술했습니다. 그 내용은 독자들께서 지금까지 읽어오신 대로입니다.

"콜레스테롤 수치가 높아서 위험하다는데!"

"뱃살 때문에 고기 좀 줄이고 채소 위주로 바꿔야겠어."

"혈액이 끈적끈적해져서 지방 섭취를 줄여야 한대."

"고혈압 약 먹은 지도 1~2년 됐지."

중년에서 노년으로 넘어가는 나이쯤 되는 사람들의 대화에서 자주 듣는 말입니다. 건강검진을 받았거나 또는 우연한 기회에 병원에 갔다가 의사로부터 들었다는 전제가 뒤따릅니다.

이는 일반인이든 의사든 똑같이 생각하고 판단한다는 뜻입니다. 의사인 전문가조차 그렇게 판단한다는 것은 '의학적 상식'이라고까지 말할 수 있습니다. 역자 또한 이런 상식이 항상 머리에 박혀 있기 때문에 며칠 연속해서 고기를 먹게 되면 슬금슬금 걱정이 일고, 이후 며칠 동안은 고기 식사를 자제하게 되는 것은 어쩔 수 없습니다.

그런데 이 책의 저자는 현대 의학에서 잘못된 상식이 너무나 많다고 지적합니다. TV에 출연해 건강을 이야기하는 의사들도 자신의 지식이 잘못되었다는 사실조차 모른다고 한탄합니다. 그리고 이런 잘못된 상식으로 인한 피해는 고스란히 일반인들이 입게 되는 구조입니다. 영문도 모르고 당하는 일반인 입장에서는 그야말로 '상식의 배반'이 아닐 수 없습니다.

이 책의 저자는 콜레스테롤 수치를 낮추지 않아도 된다고 합니다. 낮출 필요가 없는 게 아니라 낮추어서는 안 된다고까지 강조합니다.

저자 자신의 이런 주장을 뒷받침하는 근거 또한 잘 제시되어 있습니다. 명확한 데이터를 통해 이해를 돕고, 현역 의사로 직접 환자를 진료하며 현장에서 얻은 경험을 공유함으로써 확신을 심어줍니다.

콜레스테롤을 비롯한 심근경색, 뇌졸중, 지방, 고혈압, 건강 식사 등과 관련된 저자의 주장은 다음 네 가지로 요약할 수 있습니다.

첫째, 건강이나 의학과 관련된 상식은 그 근원을 추적해보면 오해에서 비롯된 것이 있을 수 있고, 연령이나 몸 상태에 따라 달라질 수 있으므로 맹신해서는 안 된다.

둘째, 특히 콜레스테롤과 관련해 의사조차 잘못 알고 있는 영역이 있고, 절대로 낮추면 안 된다는 객관적 자료까지 제시했기 때문에, 콜레스테롤과 관련해서는 적극적으로 섭취할 것을 권한다.

역자 후기

셋째, 육식에 의한 지방 섭취, 고혈압, 건강한 식단 등 저자가 알려준 기타 상식의 배반 요소를 인식하고 독자 자신의 몸을 잘 살펴 적절히 대응하자.

넷째, 의료계는 환자의 장기별 진료가 아니라 몸 전체를 조망할 수 있는 종합 진료가 가능한 체제를 갖추고, 특히 초고령화 사회에 발맞춰 종합의료과와 노인과를 적극 도입하기를 바란다.

어느 정보지에선가 이런 내용을 본 적이 있습니다.

현대인에게 질병이 폭발적으로 많아진 것은 인류의 몸에 더 많은 문제가 생겼기 때문이 아니라, 의학의 발달과 더불어 그동안 발견하지 못했던 질병을 더 많이 발견하는 기술을 개발했기 때문이다.

물론 의학계에서는 질병을 발견하는 기술과 더불어 원인 규명을 비롯해 치료법과 예방법 또한 개발할 것을 의심치 않지만, 기존의 잘못된 의료에도 관심을 갖고 올바른 치료로의 전환을 꾀해주었으면 싶습니다.

전문 지식이 없는 일반인은 의사의 지시에 따를 수밖에 없습니다. 그런데 의사가 잘못된 지식을 가지고 있다면, 그래서 환자에게 잘못된 처방을 내려 오히려 더 악화시키거나 또 다른 질병의 유도를 초래한다면 그처럼 황당한 일도 없을 것입니다.

책에서, TV에서, 다양한 정보 매체에서 일반인을 상대로 퍼뜨리는 의료 및 건강 상식에 배반당하지 않고 건강하게 오래오래 살아갈 수 있는 세상을 기대합니다.

서승철

콜레스테롤에 쫄지 마라

초판 1쇄 발행 | 2024년 11월 30일

지은이 | 와다 히데키

옮긴이 | 서승철

발행인 | 김태진, 승영란

편집주간 | 김태정

마케팅 | 함송이

경영지원 | 이보혜

디자인 | 여상우

출력 | 블루엔

인쇄 | 다라니인쇄

제본 | 경문제책사

펴낸 곳 | 에디터

주소 | 서울특별시 마포구 만리재로 80 예담빌딩 6층

전화 | 02-753-2700, 2778 팩스 | 02-753-2779

출판등록 | 1991년 6월 18일 제1991-000074호

값 17,000원

ISBN 978-89-6744-284-2 03510